医者が教える
最強の栄養学

The strongest nutrition

茂原機能クリニック
院長 伊藤 豊

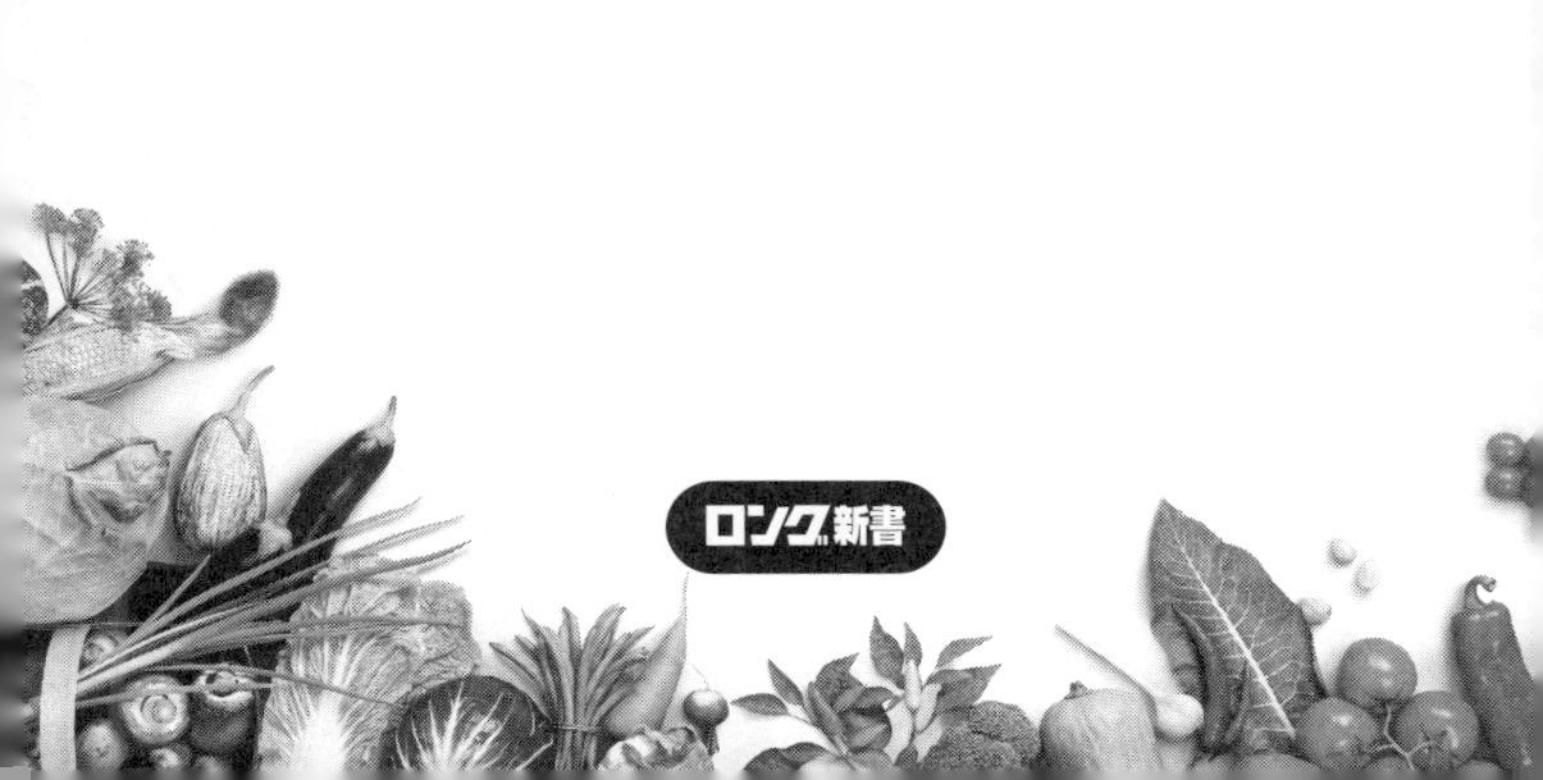

ロング新書

はじめに

私の敬愛する人生の師、中村天風先生は、「人間は病気がなかったら、すぐに死んでしまう」「病気になったら感謝しろ」と言われました。

「病気はマイナスではなく、生命エネルギーが我々に示してくれるメッセージである。それは神に感謝すべきものであり、『ありがとう』と気づかせられるべきである」とつけ加えられた。

「病気になる」のは、そこに必ず健康を害した理由があるのです。

天風先生の愛弟子清水榮一氏の「日本を源氣にする会」のお手伝いをしていました。そんなとき、「天風はさァ～」という言葉で始まるのが、「宿題」のサインです。

天風先生がインド修行中の話から
清水「ゾウは何を食べている？」

伊藤「草や穀物や果物です」

清水「そんな食べ物だけで、俺達よりも健康で長生きだよね」

こんな会話から、「心と脳と身体と栄養」という話が進みました。

天風会千葉支部の講演会で、天風先生が結核を克服された理由をお話しました。長寿研究で有名な森下敬一博士の研究から、①少食・粗食　②菜食（肉食者はいない）③長息（腹式呼吸でよく笑う）④筋トレ（よく働き、筋肉を使う）です。

食事内容は、伝統的な雑穀（チャパティ）5、野菜2、発酵乳2・5、副食です。現代人の食卓とかけはなれた粗食がよかったのです。

すると会場からは、「大気・安静・栄養でしょう?」とありましたが、この医学常識は、「嘘だった」のです。

これまでの医学的常識とか健康常識は、真実でないことが多いのです。

20年前、清水氏に師事したとき、「99・99％のNacl（化学塩）は良くない（減塩しても血圧は下がらない。塩をとるほど長生きする）、本物の塩は悪くない」と言って、能登の塩をプレゼントしました。

コーヒーのとき「サラダ油で作ったコーヒーフレッシュは駄目」「ゴキブリも食べないマーガリン」「牛乳は骨折の原因」です、と進言しました。でもなかなか信じてもらえませんでした。

最近は徐々に本当のこと、真実を語ってもいい時代になってきました。

また、この20年、免疫学、遺伝子学等々の発展はめざましく、その知見を含め、活性酸素、スカベンジャー、ビタミン、ミネラルの働きを知って、自分で自分の健康を作ってもらいたいと思います。

師匠清水氏から言われたように「本棚にあるのではなく、キッチンに並べていつでも手にとってチェックできる本をつくりなさい」というようなものにしたいと思っています。

医聖ヒポクラテスの言葉を紹介します。

・病気とは、みずからの治癒力で自然に治すもの
・人は生まれながらに、１００人の名医（治癒力）を持っている
・人は自然から遠ざかるほど、病気に近づく
・食べ物で治せない病気は、医者もこれを治せない
・満腹が原因の病気は、空腹によって治る
・病気は、食事と運動によって治る

さらに、「人間がありのままの自然体で自然の中で生活すれば、１２０歳まで生きられる」

健康で、長生きして、ピンピンコロリをめざしましょう。

私自身は整形外科医で、専門分野ではないので、すべて先人たちの「マネ」になってしまうかもと言っても、師匠は「『いいことはマネしろ』と天風先生もいつも言っているよ。精神的ストレス（心の悩みや不安）や身体的ストレス（働きすぎや不規則な生活、誤った栄養）が病をつくり病気にしていることはわかっているだろ」といわれました。

そして、今の医学は、「身体」に現れた症状のみに対して、まるで壊れてしまった機械の部品を交換するような対症療法をしていると叱られてしまいました。

それで、私も本書を書くことを決心いたしました。

お役に立てれば、大変幸せです。

伊藤　豊

目次

第1章 今、本物の栄養学が必要

糖尿病を防ぐ 35

体に必要なコレステロールの酸化を防ぐ 46

動脈硬化を防ぐ 53

第2章　病気のほとんどはストレスから

第3章　現代型栄養失調時代に対処する法

第4章　キッチンに置く「栄養学」

3　夢の栄養素「食物繊維」（ファイバー）　224

4　腸内フローラ　231

この素材、この栄養が健康な体を作る

第1章

今、本物の栄養学が必要

あなたの健康度をチェックしてみよう

わが国の「疾病構造」を見てみると、急性期の感染症から、がん、心臓病、脳血管障害（脳卒中）が死因の上位を占めています。

さらに生命に影響が大きく、重い合併症をおこしやすい、糖尿病、高脂血症、高血圧症、痛風などがあります。

以前は「生活習慣病」といわれていたものが、ある日突然、「メタボリック・シンドローム」と変わってしまいました。カタカナにチェンジするとインパクトが大きいのですね。そして、「タバコの害」もクローズアップされました。

次の8つの健康習慣であなたの健康度をみてみましょう。

1 毎日、朝食を食べている。
2 一日平均7～8時間は睡眠をとっている。
3 栄養バランスを考えて食事をしている。

4 タバコは吸わない。
5 運動や定期的なスポーツをしている。
6 毎日、それほど多量のお酒は飲んでいない。日本酒２合以下、ビール大びん二本以下。
7 労働時間は一日九時間以内にとどめている。
8 自覚的なストレスはそんなに多くない。

○はいくつありましたか。
０～４が不良、
５～６が中庸、
７～８が良好です。
この「良好」とされた「仙人」のような生活をしている人があなたの周りにいますか？あなたはいかがですか。
一日７～８時間、きちんと睡眠時間をとっている人はいるでしょうか。正しい栄養バランスの食事だって本当の栄養学を知っている人は少ないでしょう。
タバコが悪いという科学的根拠は何もありません。
運動は活性酸素をたくさん発生して早死にしてしまいます。

ビールの最大の効果はストレスを解消してくれるのです。ビールに含まれているプリン体がどうして悪者なのかわかりません。ビタミンB_{12}を含んでミネラルたっぷりなのです。

今どきストレスを感じていない人がいると思いますか。人間関係に、感情を意図的に刺激するマスメディアに、政治腐敗……。

では、どうすればいいのでしょうか？


「本物の栄養学」が必要なのです。

カロリー計算、一日30品目なんて、何の意味もないのです。

栄養学では、三大栄養素、副栄養素、新栄養素をうまく摂るようにと、言ってしまえば難しそうに思いますが、要はビタミン、ミネラル、ファイバー、フットケミカル、核酸に水、をどう上手に使うかが大切なのです。

巷では「サプリメント」が流行っています。しかし「この臓器には有用」であっても、「あの臓器には害になる」のです。

天然のものがいいのです。

今までの「健康常識」は間違っている⁉

●ほんとうに、タバコはいけないの？

タバコを吸う人にとってもっとも恐ろしいのは、「がんになってしまうこと」の心配だと思われます。がんになる危険性が高いといわれて、喫煙率がどんどん下がっているのに、肺がんの死亡率は上がっているのです。

タバコの動物実験では、毎日毎日人間が吸う10倍以上（２００本相当）のタバコを檻にくくりつけられて吸わされる実験です。結果は案の定「肺がん」です。

肺がんは欧米人に多い扁平上皮がんなのか、日本人に多い腺《せん》がんなのか不明でした。たしかに扁平上皮がんと肺がんの因果関係はあるようです。

そもそもが国立がんセンターの疫学部長が「タバコが悪い」といったのがはじまりです。いかに権威や肩書きがあてにならないかの象徴のような話です。この偉人は、肝臓がんで亡くなりました。

タバコが肺胞に入れば活性酸素を出すと思われていますが、肺胞マクロファージが肺胞に溜まったゴミ掃除をしてくれるのです。このゴミ掃除のために活性酸素は発生します。スカベンジャー（掃除人）にビタミンCが使われています。このマクロファージとビタミンCの関係が大切なのです。「わかば」「ピース」のようなニコチン、タールがいっぱいのタバコで肺がんの報告はないのです。大気汚染のほうが悪いのです。

ニコチンはアセチルコリン受容体に結びつく作用があります。アセチルコリンは脳の神経細胞や免疫細胞を活性化させ、意欲や快感にかかわるドーパミン（快感神経・伝達物質）や、中庸・調和のセロトニンを分泌するともいわれています。

このようなことから、喫煙者にアルツハイマーやパーキンソン病が少ないということもうなずけるのかもしれませんね。自殺率も少ないという報告もありました。

喫煙者には潰瘍性大腸炎が少ないという報告もあります。また、イギリスの報告で、老人ホームでは喫煙者のほうが対人関係に良好であったとのこと。

平成27年12月より50人以上の企業でストレス・チェックが義務づけられました。これは自殺対策です。自殺者の調査で喫煙者は一人もいなかったそうです。ストレス解消対策として「喫煙ルーム」を設置し、上下関係もない話し合いの場を作るほうが有効だと思います。

50歳まで吸い続けた人は吸い続けたほうがいいのです。低タール、低ニコチンのものは深く吸い込み本数も増えてしまうので、いままでのものがいいですよ。

タバコを吸って健康を保ってきた人であれば、タバコをやめるストレスと、タバコを吸ってストレス解消できるメリットを天びんにかけてほしいと思います。

※禁煙治療で「自殺」の副作用があることは知らされていません。

●「スポーツは体にいい」を卒業しよう

体調を崩したり、体重が増え始めたり、メタボリック・シンドロームだといわれたりすると多くの人は、「運動不足」を考えるのではないかと思います。

テレビやマスメディアが「もうすこし運動を」、「体を使って」と強迫観念を植えつけていると思います。

これは、幼少の頃からの夏休みの早朝ラジオ体操教育によるものではないでしょうか。

ラジオ体操だって、全身の体操ではなく、肩関節を主に動かしているだけで、全身を使っているわけではありませんよ。

日本人はテンションョン民族といわれ、ジョギングがいいといわれればジョギングを始め、ダンベル歩行がいいといわれればダンベル歩行を始めます。

何も疑問をもたず、自分の基礎体力を無視し、基礎訓練なしで、その時々の流行の運動を「健康のため」と形から入ってしまう。

しばらくすると、ストレスが身体に表れ、あっちが痛い、こっちが痛いといって、運動を中止してしまうのです。

最近では、トレーナーと一緒であれば安心、安全ね！　とお金を払ってまでスポーツセンター通いをしている。「お金を払った分、頑張るぞ!!」で、活性酸素をためこんでいる、といえます。

ジョギングの教祖といわれた人がジョギング中に心筋梗塞で路上で死んでしまいました。トライアスロンを日本に広めた整形外科医がトライアスロンの水泳中に死んでしまいました。

激しいスポーツは寿命を縮めるというのは、定説です。活性酸素が体内の細胞を傷つけ、がん、生活習慣病、老化などのさまざまな原因になるのです。あの強すぎる元横綱も早すぎる結果になりました。

呼吸をすれば活性酸素が生じることはすでにご存じですよね。生きるエネルギーです。生活をしていれば紫外線や排ガス、そしてストレス、けが、炎症など活性酸素を発生させる要素はいろいろあります。

その上、無理な運動は、さらに大量の活性酸素を発生させて体を傷めるのです。

アスリートは多量の活性酸素を発生させるために、お金を稼いでいるのです。次から次へと大会に「参加」するたびに「酸化」しているのです。

世界のスーパースター「Ｍ」は、分給３６０万円です。激しい運動は体にとっては悪いのです。

「ジョギング・ハイ」で有名になった脳内麻薬「β－エンドルフィン」は、大負荷がかからなければできないのです。そこまで体に無理なストレスをかけて、運動は本当に体にいいことがありますか。

座禅を組んでβ－エンドルフィンを出したほうが安全じゃないですか。

ほどほどがいいのです。

「スポーツは体にいい！」を卒業しましょう。とはいっても、スポーツ後は、気持ちがいいですよね。ものは考えようです。スポーツをしたらビタミンＣをはじめ、スカベンジャーを多めに取り入れる。炭酸水割りにすると疲労物質「乳酸」が代謝されます。

●無理せず、ムラなく、無駄なく、楽しく運動することがベスト

でも、適度な運動は必要なのです。脳はブドウ糖、体はミトコンドリアというハイブリッド・エンジンで人間活動を行っているのです。

細胞内のミトコンドリアの数を落としてはいけないのです。ミトコンドリアは、細胞内で酸素を燃やしてエネルギーを作っています。このエネルギー工場も年とともに減ってきてしまいます。ここでは有酸素運動が必要なわけです。

軽いジョギング、軽いウォーキングをする時間も大切です。しかし早朝、太陽も出ていないときにするのは危険です。まず自律神経が目覚めていないのに運動することは、心臓がもちません。また、充分に水分補給が調整されていないので危険です。自律神経だってすぐには切り替えがきかないのです。

服装も大切です。ほとんど筋肉しかない下肢を守ってほしいのです。靴も大切です。膝、腰に負担がかからないように自分にしっかりと合ったジョギングシューズにカップイ

ンソールを使用してください。場所もコンクリートよりアスファルト、アスファルトより土と選んでください。

セロトニン分泌をよくするためには、太陽光（２０００ルクス）の下でリズミカルに２０分間休まずに歩くことが大切です。骨のためにもいいのです。

ここで、筋力を鍛えたいと思う人は、インターバルで、すこし負荷をかけてみると効果があります。

歩行方法として、踵《かかと》から前足へ、踵から前足へと体重移動させてください。無理せず、ムラなく、無駄なく、楽しく運動することがベストです。

入浴タイムを使った、浴そう内での筋トレもいいものです。心臓に問題のある方は、半身浴で楽しんでください。

●「ビールでプリン体が増え、痛風発作が起きる」は誤り

早速「ビール」の話です。「とりあえず、ビールで乾杯」は正しいのです。新潟大学名誉教授安保徹先生は、「とりあえずビールは、人のイヤイヤ反応を利用して、ストレスを解消している」とおっしゃられました。

ビールの苦味は、人は本来は嫌なのです。そこに炭酸で苦味を一気に爆発させて、副交感神経優位の状態をつくり、ストレスを解消するのです。（動脈硬化で後述）。

ビールで痛風の原因のプリン体が増え、「痛風発作」が起きるというのは、誤りです。アミノ酸が含まれているものを食べれば、納豆やつけものでも発作の原因になります。ついでにγ-GTPも、お酒とも関係ありません。

ビールを5本飲むと、おしっこが6本分排泄されてしまいます。すなわち「脱水」です。ストレスと、循環血液量の減少が、痛風発作を作るのです。

よくジョギング中に、痛風発作で救急車で運ばれた、と聞くでしょう。

徳之島でギネス記録（120歳）を持ち、五つ子の名付親で有名だった泉重千代さんは、毎晩、友達を呼び、たのしくお酒をたしなんでいました。

お酒は生きていくうえでどうしても必要なものではないといってもいいかもしれませんが、老人ホームやがん患者のホスピスでもお酒を嗜む人のほうが長寿で、対人関係も良好だそうです。

アルコール飲料は、全世界で長きにわたって、数多くの人に飲まれ続けています。これは厳然たる事実です。

アルコール飲料は、適度に飲めば、「血液循環を活性化する」「動脈硬化を予防」「心筋梗塞や狭心症を予防」「リラックスさせる」などと医学的に明らかにされています。

屁理屈なんてどうでもいい。「楽しい」です。重要なことは、自分の適量と自分に合った飲み方を知ることです。おいしく飲むのに、「グチ」なんて言っていてはいけません。グチをタラタラなど動物脳（大脳辺縁系）に火をつけるだけです。

ベジタリアンの人にすすめたいのが、ビールです。ビタミンB_{12}を含み、ミネラルも豊富です。ワインなら酸化防止剤（亜硫酸塩）の無添加のもの。日本酒なら「純米酒」にしてください。

お酒を飲むときに肝臓の代謝酵素を助けるのには、良質のたんぱく質を摂るのはもちろんです。ビタミンB_1を多く含む豚肉などいいですね。ビタミンCやビタミンEを含む肴に、ビタミンAを含むアーモンド、ピーナッツも最高の肴です。それにニコチン酸を含んだ魚類やレバーがいいです。

さらに、ブロッコリースプラウト入りサラダ、スッポン鍋に豆腐。楽しく、百薬の長をいただくことです。

●健康管理「不真面目グループ」の方が病気が少なかったフィンランド症候群

フィンランドで行われた有名な調査です。健康管理を行った「真面目グループ」と「健康管理に気を使っていないグループ」の二つに分けた調査です。

真面目グループのほうが心臓血管系の病気、高血圧、がんなどの病気による死亡者数、自殺者数のいずれも多かったのです。そこでフィンランド症候群と呼ばれています。

性格分類で有名なのが、M・フリードマンとR・H・ローゼンマンによって分類されたものです。自己分析してみてください。

Aタイプ　「精神的、野心的で競争心が強く、挑戦的で出世欲が強く、攻撃的」です。とにかく「怒りっぽい性格」です。ストレスの海にとびこんでいることに気づかない。「3日間徹夜仕事も平気だ！」という人です。こんな人は心筋梗塞や狭心症などの心臓疾患や脳出血などの危険性が高いのです。

Cタイプ　キャンサー（Canser）「がん」の「C」です。「心配性で、悲観的で真面目」

で、とっても「いい人」です。まじめに「がん検診」を受けています。

自分が心配しているところに、潜在意識がなせるわざなのかわかりませんが、「がん」ができます。医者仲間で肺がんの専門医は「肺がん」で、肝臓がんの専門医は「肝臓がん」で、男性で乳がんの専門医は「乳がん」で死んでいくのです。

お葬式のときの会話です。「アイツ、○○がんの専門医だってね」です。私は、がんで死ぬことのない整形外科医になりました。

Bタイプ　「こだわりのない、適当な人」です。いいことは、すなおにチャレンジする、適当ないい加減さが病気にならないのです。

●がんの「早期発見」なんて嘘

がんの「早期発見、早期治療を」とよくいわれていますが、がんなんて一年や二年ででききるわけがないのです。たとえば、乳がんは、ブラジャーを使用し、血流障害がおきたときから、子宮頸がんは、タンポンという塩素にさらされたときからです。

胃がんは、ストレスにさらされるようになってからです。早期発見なんて嘘です。発見されたら、まず今までの生活を見なおすことです。

高コレステロールで動脈の粥状変化で高血圧になり、最後に心筋梗塞に脳卒中。食べすぎで糖尿病になり、腎障害に視力障害に末梢神経障害。

これは、痴識を持った人の常識です。本当にそうなんでしょうか？

今の世の中、みな、「医学は進歩した」と勘違いしていると思ってしまいます。最新の診断技術はたしかに進歩している。新薬もどんどん開発されています。でも、治らない。新薬も、移植もどんどん新しくなっています。将来の危険性のあるものが多くなっていることもたしかです。

ワクチン、iPS細胞、バイオテクノロジーによる生物製剤があり、遺伝子組み換え食品、電磁波、放射能内部被曝等々あります。

リウマチ治療に生物製剤が使われています。ある良心的なリウマチ専門病院の報告では有効率17％です。そして副作用の報告もあります。アレルギー反応での最悪のアナフィラキシーです。このアナフィラキシーで死をまぬがれても、将来的に「がん化」してしまうのです。その昔、「リウマチ患者さんは、がんにならないよ」といわれていたのにです。

移植も、最後の賭けです。ｉＰＳ細胞を用いたもので、すばらしいものです。でも、その作製方法に問題があります。移植した細胞が将来、がん化してしまう可能性があるのです。しかし、山中伸弥教授のノーベル賞の受賞により、これからどんどん研究も進歩して、実用化に向かっていくでしょう。

新しい技術が進歩して、がん化されれば、抗がん剤というビジネスが生まれるのです。資本主義ってこういうものなのかもしれませんね。製薬会社、マスメディアを支配しているのはロックフェラー、ロスチャイルドです。これらに莫大な利益を生ませないようにするのは、真実を知り、自分で自分の健康を作るようにしなければならないと思っています。

糖尿病を防ぐ

●日本人のもっている倹約遺伝子が糖尿病を生む

縄文日本人の血を引くわれわれは、「倹約遺伝子」を持っています。いわゆる少食粗食の民族です。

倹約遺伝子は、これまでに何十種類も報告されており、日本人はこの倹約遺伝子を欧米人の2、3倍も高頻度に持っています。

縄文日本人といったのは、われわれの遺伝子が一万年前の飢餓時代のままなので、現代のような環境には適応できないのです。

食物が足りないときには、少ないエネルギー消費量で生き残れたのです。太りやすく痩せにくい人は安静時の代謝量が低下しています。インスリンの分泌量は、ゆっくりで、少ないのです。あまり肥っていない人でも糖尿病の方が多いのです。

たとえば糖を10食べたとき、インスリンが10出たら糖は全部分解することができます。が、倹約遺伝子は、インスリンを少ししか分泌しません。インスリンを少ししか出さないため、糖を分解しきれずに高血糖状態を招くのです。高血糖に対し血糖降下剤で血糖を抑えると、倹約遺伝子は「インスリンを減らしてもいいや！」と思い、膵臓はインスリンの分泌をさぼってしまうのです。

さらに、これに追いうちをかけたのが過剰な資本主義社会における「早食い、過食」です。

ストレスで交感神経が緊張するとカテコールアミン（ノルアドレナリン、アドレナリンなど）という神経伝達物質が分泌されますが、これらはブドウ糖の生成をうながす作用があり、ストレスが続けば続くほど血糖値が上昇してしまうのです。

また、交感神経過緊張状態になると副交感神経の働きが抑えられる影響で、細胞の排泄・分泌能が低下するためインスリンの分泌が抑制されます。顆粒球も増加し、活性酸素の量もふえます。これによってインスリンを分泌する膵臓のランゲルハンス島が破壊されます。その結果、インスリンの分泌能はさらに落ち込んでしまうのです。二重、三重のダメージが加わって糖尿病が発生します。

世界遺産となった「和食」は、少ないインスリンを効率よく利用して血糖をすばやく肝臓や筋肉に取り込むのに最適だったのです。肉や脂肪の多い食事は、私たち日本人にはむいていなかったのです。どうしても欧米化された食事、肉や脂肪の多い食事を好む人は、ゆっくり噛んで、時間をかける、少なめにするという、インスリン分泌にそった食べかたを、まずすべきなのですね。

倹約遺伝子を考えると、将来問題になるのが、「産科医療」です。

私が医者になった40年前は、妊婦の妊娠中体重増加が13kgと習いましたが、現在は産科医不足から、「お産」が楽に出来るようにと出生児の新生児の体重が2500グラム程度になるように、妊娠中母体の体重増加が7キロ未満になっています。

出生時体重2500グラムというと、胎盤、羊水の重さを考えると、妊婦さんはほとんど体重増加ができない状態です。

妊婦さんは、ほとんど「飢餓状態」ということで、親が飢餓状態になれば、お腹の中の赤ちゃんは、それにそなえてどんどん倹約遺伝子を強化しなければいけなくなってしまいます。将来的には「糖尿病」です。


こんなことにならないように、産科医、小児科医を育てる医療改革が必要なのです。カナダのアドボカシー運動によって産科医療、小児医療が世界一に復活したように、日本女性が立ち上がり医療改革するようになってほしいと思います。

「インスリン」とは、口から入ったものをすべて吸収してしまおうと消化管は卑しいまでに効率よく作られているのです。これは常に食事が摂れなかったときの名残りです。血糖を上げるホルモンはいくつもありますが、血糖を下げるホルモンはたった一つ、「インスリン」だけです。これだけで用が足りていたのです。

●カロリー制限と運動療法では糖尿病は治らない

膵臓は、消化酵素を作るのが仕事です。一つだけ消化酵素を作る臓器を選べ、と言われたら膵臓と答えるでしょう。インスリンを分泌するのはほんの一部のβ細胞です。糖尿病薬をやめれば、強制的に働かされていたβ細胞が休息できます。そうすると自力でインスリンを分泌するゆとりが出てきます。

血糖値を下げるのが一番と考え、経口糖尿病薬が効かなければ、インスリン注射をと、どんどんエスカレートしているのが糖尿病治療の現状ではないでしょうか。

現代社会はありとあらゆるものをお金があればいくらでも好き放題食べられるようになっています。その結果、せっかくの優れた機能に負担をかけるようになってしまっているのです。

インスリンは、血液中のブドウ糖を脂肪細胞や筋肉細胞に送りこむ働きがあります。だから治療方針は、カロリー制限と運動療法になってしまっています。

「血糖値を下げる」が、最大の治療方法なのです。

そんなことでうまくいくはずはないのです。

糖尿病自体、なにも症状がありません。

●合併症を防ぐために活性酸素を除去する「スカベンジャー」を摂取する

おそろしいのはその「合併症」なのです。その合併症を未然に防ぐことには全く目が向いていないのです。糖尿病の合併症は全身におよび、脳梗塞、動脈硬化、網膜症、白内障、緑内障、心筋梗塞、脂肪肝、腎症、インポテンツ、末梢神経障害、感染症、壊疽等々あります。


どうしてこんな合併症を併発してしまうのでしょうか。

ブドウ糖がどんどん増えれば、正常なブドウ糖と変性した悪いブドウ糖ができてしまいます。この変性した悪いブドウ糖がたんぱく質にくっついて、たんぱく質の本来の働きをできないようにしてしまうのです。

たんぱく質の中でも、ブドウ糖のターゲットになりやすいのがSOD（活性酸素除去酵素）です。いろいろな病気の原因になる活性酸素を除去するのがSODの仕事ですが、そのSODの働きができなくなってしまうのです。

ブドウ糖にくっつかれたSODは、壊れるときに自身で強い活性酸素を発生してしまうのです。これが合併症を引き起こすのです。

糖尿病の最大の治療は、この合併症を起こさないことなのです。この合併症さえ起こさなければ、なにもこわくないのです。


カロリー一辺倒の考えではうまくいくはずがないのです。ガソリンエンジンだって燃料効率は１００％なんかじゃないのです。たかだか40％位ですよ。ましてや人間の消化機能なんてわからないし、人によってまちまちですよ。１００％の効率であれば糞なんて出ないでしょう。運動だって同じです。

カロリー計算だ、運動療法だなんていうストレスから自分を解放してください。


活性酸素を除去する物質はたくさんあります。「スカベンジャー」と呼びます。

スカベンジャーの代表格は、**ビタミンCやビタミンEといったビタミン類**があります。**β-カロチンといったカロチノイド、ポリフェノール**などもあります。

活性酸素はあらゆる病気の原因になるのですから、この「スカベンジャー」の摂取が健康管理の柱となるのです。スカベンジャーを含んだ食品の知識が必要なのです。キッチンに置き、そのつどチェックできるようにしたいと思います。

●「抗酸化作用」で病気を防ぐビタミンC

「抗酸化作用」を簡単に説明しましょう。

ビタミンCには、物質の酸素を奪う「還元」という性質があります。この作用で、細胞や遺伝子そのものを傷つける活性酸素を還元し、悪さをしないようにします。

同じく抗酸化作用をもつビタミンEが酸化されてしまったとき、そこから酸素を取って、再びビタミンEが抗酸化作用を発揮できるように生き返らせる働きもあります。

ビタミンCは水溶性ですので、水に溶けている成分に抗酸化効果があります。貯金はできません。

「フリーラジカル」とは、生体内で発生する物質で、反応性に富んだ酸素化合物です。ふつう、物質の分子構造の中で電子は2個ずつペアをつくって結合し、安定した状態にあります。しかし、化学反応の途中などで結合する相手を持たない電子があり、この不安定な状態になっている物質をフリーラジカルといいます。

抗酸化、フリーラジカルを理解することによって病気を未然に防ぐことができるのです。

ビタミンCは、血液中にだけ溶けています。ビタミンEは、細胞の膜に入りこみ、直接生物ラジカルをとらえ、防衛しますが、自分自身がラジカルになります。

そのビタミンＥラジカルを、ビタミンＣが元のビタミンＥに戻し、ビタミンＣラジカルになり、尿に混じって体外に排せつされます。

ビタミンＣとビタミンＥとが協力し、病気の原因となるのを防衛してくれているのです。

●ニンジン、カボチャなど緑黄色野菜、海藻、ポリフェノール

そのほかにも、**β-カロチン**や**キサントフィル**といった**カロチノイド**があります。これは**ニンジン**、**カボチャ**、**トマト**といった緑黄色野菜のほか、**柑橘類**、**海藻**、**魚の卵**に含まれています。

ゴマ、**緑茶**、**赤ワイン**などに含まれている**ポリフェノール**も強い味方です。

「ゴマ」は、焙煎しないで作られた〝ゴマサラダ油〟をさがしてください。このサラダ油には「セサミノール」という物質があり、強い抗酸化作用があります。

「動脈硬化」は、ＬＤＬコレステロールが原因というより、活性酸素がコレステロールを沈着させるのです。

病気の原因・活性酸素を除去する食品

	食品名
ビタミンC（水溶性）	レモン、イチゴ、ミカン、柿、パセリ、トマト、ブロッコリー、ピーマン、サツマイモ、番茶
ビタミンE（脂溶性）	アーモンド、コムギ胚芽、大豆、落花生、ウナギ、シジミ、カツオ、アユ
カロチノイド（脂溶性）	緑黄色野菜（ニンジン、カボチャ、トマトなど）、柑橘類、抹茶、赤身の魚、海藻、卵黄、魚卵（タラコ、スジコ、ウニなど）
ポリフェノール（脂溶性）	ゴマ、緑茶、赤ワイン、コーヒー、ショウガ、香辛料（グローブ、ナツメグなど）、ハーブ

食品のスーパーオキサイド消去活性（SOD 換算値）

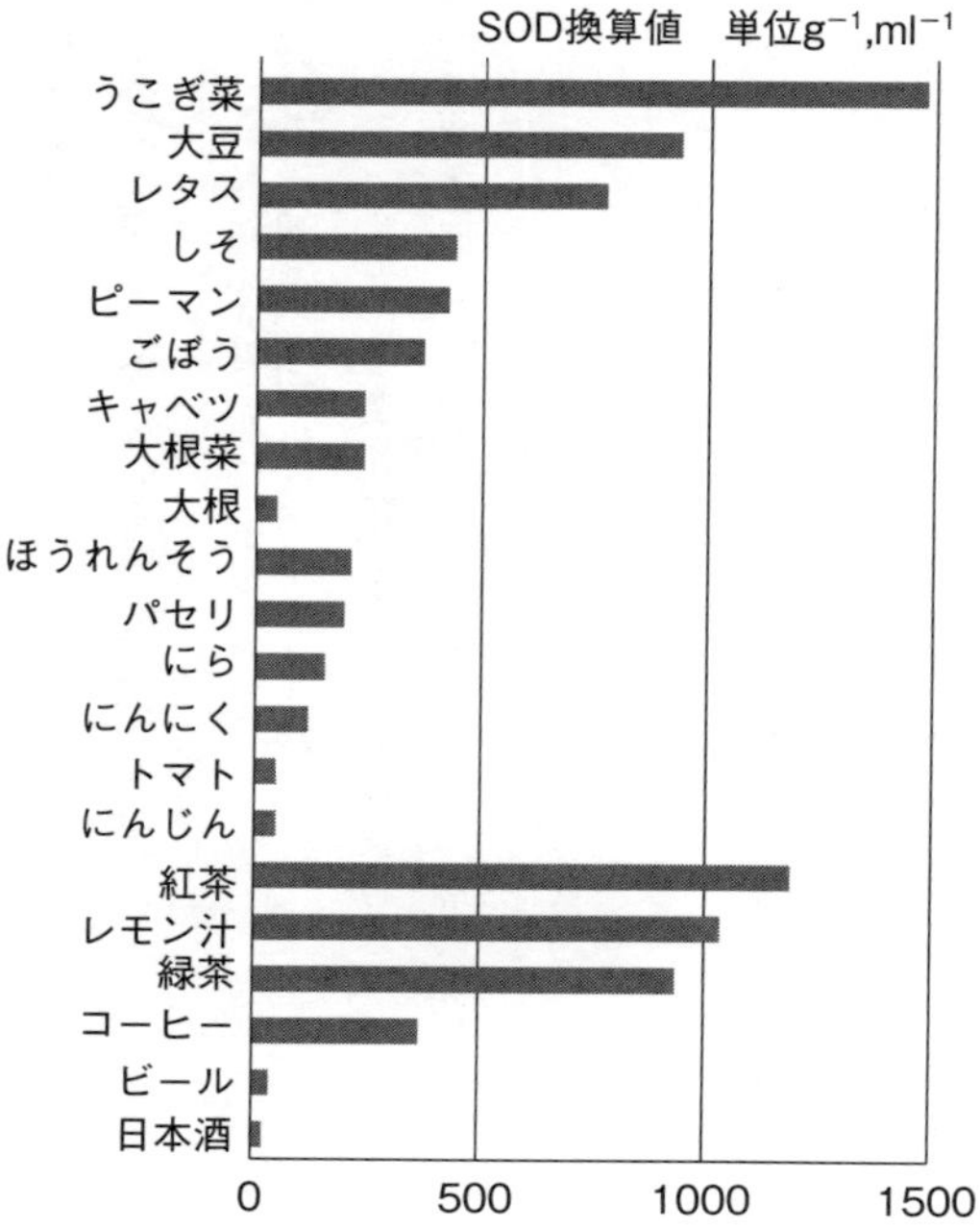

各食品のGIリスト

（GI値とは食品が体内で糖に変わり血糖値が上昇する値。ブドウ糖のときの上昇率を１００とする）

穀物、いも

食品名	GI値
玄米	56
さつまいも	55
片栗粉	65
大麦（押し麦）	65

野菜、きのこ類

食品名	GI値
小松菜	23
ほうれんそう	15
水菜	23
ネギ	28
チンゲンサイ	23
トマト	30
にら	26
にんじん	80
大根	26
もやし	22
にんにく	49
しょうが	27
貝割れ大根	24
ブロッコリー	25
アスパラ	25
玉ねぎ	30
モロヘイヤ	24
椎茸（乾燥）	38
しいたけ	28
きくらげ	26
しそ	28

豆類

食品名	GI値
厚揚げ	46
油揚げ	43
豆腐（木綿、絹ごし）	42
おから	35
納豆	33
大豆（水煮）	30
枝豆	30
豆乳	23
ゆば	30
きなこ	34
高野豆腐	36

魚類

食品名	GI値
どじょう	40
たら	40
卵（生、ゆで）	30

砂糖、調味料

食品名	GI値
上白糖	109
味噌（白）	34
味噌（赤）	33
みりん風調味料	16
本みりん	15
マヨネーズ	15
しょうゆ	11
塩	10
酢	8
酒（日本酒）	35
インスタントだし	21

お茶のカテキンの効果はよく知られています。お茶には、「抗ピロリ菌作用」、「血中コレステロール低下作用」、「腸内細胞のバランスをよくする作用」、「ダイエット効果（糖分の分解吸収阻害および脂質の乳化吸収抑制効果作用）」などがあります。

赤ワインの紫色素アントシアニンが活性酸素の害を減らしてくれます。ポリフェノールが多く含まれているワインほど活性酸素の消去能が高く、年代が古いほうが活性が高いのです。心臓病や痴呆症、血小板凝集の抑制作用、ＬＤＬの低下とＨＤＬの増加等々さまざまな効果があります。酸化防止剤のない無添加のものを選びましょう。

体に必要なコレステロールの酸化を防ぐ

●コレステロールは細胞膜を作り、ホルモンの原料となる必要不可欠なもの

中年以降の方の日常の話題は〝健康問題〟で、一番気にしているのが、「コレステロール」ではないでしょうか。成人病イコールコレステロールといわれています。

１９１３年ロシアの病理学者ニコライ・アニチコワによる実験です。草食動物のウサギに大量のコレステロールを投与したところ、コレステロールが沈着して動脈硬化がおこったのです。

そこで「コレステロールが動脈硬化の原因」と発表しました。

草食動物に無理やり酸化したコレステロールを投与するストレスはたまったもんじゃありません。

人間は雑食で、コレステロールを含むものを食べても恒常性を保っているのです。健康であればコレステロールは一定に保たれているのです。

コレステロールは肝臓をはじめ、体内のさまざまな臓器でつくられています。毎日一定量が合成され、それでも足りない分、外から補給され、小腸から吸収されます。

人間の体にとってコレステロールは必要不可欠なものです。細胞膜をつくる材料であり、維持する上で必要です。コレステロールが少なすぎると、細胞が壊れやすくなってしまうのです。

すべての細胞は細胞膜に包まれています。その細胞膜を作る成分として、コレステロールがきわめて重要なのです。この材料が不足していると、新しい細胞を正常に作ることができないのです。

人間が元気でいられるコレステロール値は240〜280㎎／dlです。170㎎／dl以下になると、うつやがんになってしまいます。細胞膜が弱いと、その部分ががん化しやすいわけです。

私は整形外科医として、「骨粗鬆症」に関わっています。

「中近東の女性は全身布でまとわれ日光浴ができないので骨が弱いですよ」、「皮膚にあるコレステロールは紫外線を浴びるとビタミンDが作られますよ」と患者に説明し、やっと太陽の下で散歩するようにしてもらっています。

コレステロールは、女性ホルモン、男性ホルモンその他多くのホルモンの原料にもなっています。うつ病や不眠の人にもセロトニン、メラトニンの話をし、「食事は、旅館の朝食に出る、卵に、納豆、サケかアジの魚、豆腐に味噌汁がいいんですよ」と良好のたんぱく質とコレステロールの原料の話をしています。

こんなにも大切なものが、どうして悪者のトップバッターになってしまったのでしょうか？

●コレステロールに悪玉も善玉もない

血清脂肪は小腸や肝臓で合成され、血液を介して末梢の組織へ運ばれていきます。その供給ルートには二つあります。ひとつは食物中に含まれる脂肪分で、腸から吸収されます。もうひとつは肝臓で、糖や脂肪酸から合成されます。

しかし、脂質はそのままでは水に溶けません。そこでアポタンパクというたんぱく質に包まれて、アポタンパクと脂肪の複合体であるリポタンパクという粒子となって血液中を移動します。

「善玉」と「悪玉」の違いは、コレステロールを包みこんだパッケージのことなのです。悪玉といわれるＬＤＬは、血管を通じて体の組織に必要なコレステロールを運んでいます（運び屋）。

善玉といわれるＨＤＬは、血管壁などで余ったコレステロールを肝臓に戻す役割をもっています（回収屋）。善も悪も無いのです。

必要とする組織にコレステロールを送りこむＬＤＬには、当り前ですがコレステロールが多いです。しかし肝臓へ戻すＨＤＬはコレステロールが少ない代わりに、レシチンが多いのです。

ＨＤＬは回収したコレステロールをＬＤＬに戻している。ＬＤＬに対しＨＤＬの割合の違いで善玉、悪玉といわれているのです。ＬＤＬに対しＨＤＬが多ければいいよ、で善玉なのです。

●コレステロールの酸化を防ぐ「レシチン」を含む卵・青魚・大豆

コレステロールがどう悪さをするのでしょうか？

これもまた「活性酸素」です。リポタンパクが酸化され、この酸化コレステロールが病気をつくるのです。免疫機能で掃除屋のマクロファージが活躍するのですが、数が多すぎるとたまらないので血管壁にある平滑筋の細胞が助け舟を出します。マクロファージと平滑筋がコレステロールを取り込み、アテローム（粥状隆起《じゃくじょうりゅうき》）を作ります。

このアテロールが脳梗塞、心筋梗塞の原因となるのです。自然界に存在しないトランス脂肪酸も忘れてはならないのです。

ＬＤＬが高いほうが感染症での死亡率は低いのです。コレステロール値が高いほうがＮＫ細胞活性が高い。コレステロール値が低いほど、がんになる確率が高くなり、脳卒中など含め他の病気での死亡率は上がってしまいます。

コレステロール自体は、体にとってとても必要なので、どうリポタンパクを酸化させないかが問題なのです。

ＬＤＬもどう正常に働かせていくかも問題なのです。

血管壁にこびりついたものを取り除く効果のある**「レシチン」**を含む、**卵や青魚、大豆**をじょうずに摂ることが大切なのです。

壊れたリポタンパクは、肝臓でこわされ排尿で体外に排泄されないので、「胆汁」に混ざって排泄されます。このとき**ビタミンＣとビタミンＥ**は必要です。「レシチン」を含んでいるＨＤＬが善玉といわれるゆえんです。ＬＤＬにレシチンを足しててあげればいいのです。

レシチンを多く含む卵やビタミンＣやビタミンＥを上手に摂れば、アテローム（粉瘤《ふんりゅう》）

レシチンの多い食べもの
（食品100グラム当たり）

食品	レシチン（mg）
鶏卵（卵黄）	6771
鶏卵（全体）	2687
大豆	917
なたね	747
いんげん豆（赤、白）	577
ヒマワリの種	385
ピーナツ	270
豚レバー	1688
鳥レバー	1120
にしん	1384
いか	777
さば	774
うなぎ	637

※出典：J.L.Weihrauch and Y-S.Son, JAOC 60 1971-1978（1983）.

も発生しないのです。

コレステロール降下剤による「胆石」、「ミオパチー（筋疾患）」、さらに「重篤な記憶障害」があります。

コレステロール値は、240～280mg／dlが元気で、健康なのです。

●レシチンは免疫力を高める

リン脂質の代表がレシチンです。

レシチンはアセチルコリンの原料になるだけでなく、感染症に対する免疫力を高め、放射線障害を防ぎます。ストロンチウム90、ヨウ素131、エックス線、セシウム137、プルトニウム239から人体を守ってくれるのです。

プルトニウム２３９は生殖器に集まり、内部被曝を引き起こしやすいのですが、この「解毒」にレシチンが有効であることが報告されています。

レシチンは、ビタミンA、ビタミンC、ビタミンEなどと同じように、「活性酸素」を分解する抗酸化物質として働く、それが放射線障害を防ぐ理由です。

動脈硬化を防ぐ

●動脈硬化は心筋梗塞・狭心症・脳卒中につながる

心臓病、脳卒中は心血管系疾患に分類されます。その基盤が「動脈硬化」です。年をとれば動脈硬化はあたり前と考えている人が多いと思います。そんなことはないのですよ。

動脈硬化の起こり方を考えてみましょう。

血管壁に脂肪がたまり、血管が狭くなったりつまったりすると、そこから先に十分に血液が供給されなくなります。たとえば、６車線の高速道路走行中、いきなり車線規制で１車線になったような状態を想像してください。

心臓病では心筋梗塞や狭心症です。脳卒中は主に脳出血と脳梗塞に分けられます。これは生命に重大脅威、つまり死に至るようになります。

狭心症は、コレステロールの蓄積によって動脈がせばまり、心臓に酸素がいかない状態になります。

心筋梗塞は動脈に血液の塊である血栓ができて、心臓への酸素供給が遮断されてしまいます。どちらも心臓に十分に酸素が届かないのです。

狭心症の発作のとき、ダイナマイトの原料であるニトログリセリンを使います。

ニトログリセリンが水に溶けて酸素を奪うから効くのです。ニトログリセリンが溶けると一酸化窒素（NO）が発生します。NOというのは窒素酸化物です。

NOは体内の酸素を奪い、二酸化窒素NO_2になって安定します。さらに反応がすすんでNO_3（硝酸塩）になって、酸素を奪うという反応がリラックスさせ、発作をおさえるのです。これを「リラックス反応」といいます。

興奮すると酸素をより多く取り入れようとするのですが、逆に酸素を奪いとることによって、副交感神経優位になって血管を開き発作をおさめるのです。

動脈硬化は心筋梗塞・狭心症・脳卒中につながる

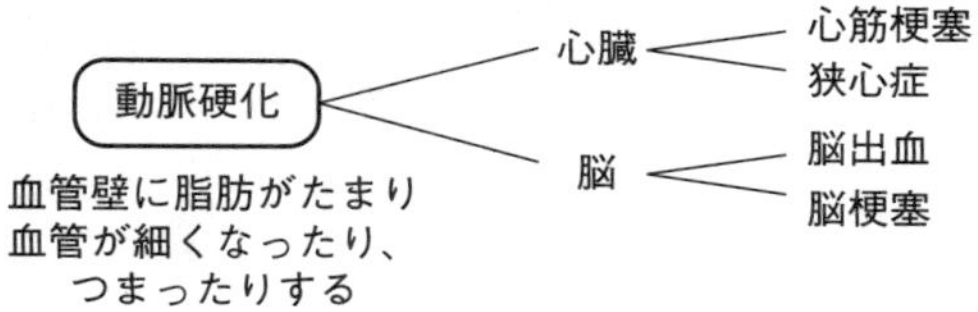

「とりあえず、ビール」も同じ効果があります。炭酸ガスでホップの苦味を排泄しようという「イヤイヤ反応」があります。

●交感神経が過緊張する生活を見なおそう

話を戻します。血管壁でコレステロールが蓄積する細胞（マクロファージ）にはＬＤＬ受容体はなく、ＬＤＬが変性した「酸化ＬＤＬ」が、血管壁に取り込まれてコレステロールがたまるのです。

動脈硬化を防ぐにはＬＤＬの酸化変性防止が重要なのです。

動脈硬化で血管が完全に詰まることはまれです。粥状硬化ができて血管壁が厚くなり、血管の内腔が狭くなってその部分が傷つきやすくなります。コレステロールが大量にたまった粥状動脈硬化巣（プラーク）は不安定で破れやすく、プラークが破裂して血栓ができ、血管が完全につまってしまうのです。

血管壁の傷を修復しようと血小板が集まって固まります。血小板も顆粒球と同様に交感神経の支配なので交感神経過緊張状態なのです。血小板増多になってしまうのです。血圧の高さと血液の固まりやすさは正比例します。

脳卒中には、**脳出血**と、脳の血管の一部が閉塞してその支配域の脳細胞が壊死・軟化する**脳梗塞**と、頭蓋腔内でクモ膜下に出血する**クモ膜下出血**があります。脳出血とクモ膜下出血は交感神経過緊張によるものであり、脳梗塞は老化によるものが多いのです。

まずは、交感神経過緊張状態の生活をみなおすことが大切なのです。誤った塩の情報を捨て、血圧の上がらない生活をめざすことです。

●動脈に弾力を与える青魚・牛スジ・手羽先に含まれるエラスチン

では、血管を守る方法、血管の弾力を保つ方法はあるのでしょう?

動脈に弾力を与える役目を担っているのは「エラスチン」です。

エラスチンは弾性繊維の主要成分で、皮膚の真皮や靭帯、腱、血管壁などに広く分布しています。皮膚や血管などの弾性に富む組織に多く存在している繊維状のたんぱく質の一種で、ゴムのように伸縮する性質があります。大動脈ではエラスチン含量は全乾燥重量あたり50%を占めています。

体を構成しているたんぱく質としてコラーゲンが有名です。それに次ぐぐらい多いのがエラスチンです。美容に興味ある女性にはよく知られていて、コラーゲンとエラスチンとの相乗効果がなければ肌の弾力性、キメの細かさは実現できません。

近年、細胞増殖、遊走、接着、分化などの機能調節にも関与することが明らかになっています。

動脈（血管）は、内側から内膜、中膜、外膜の三層から成っており、内膜の内側を血液が流れています。

大動脈は常に心臓より拍出される血圧を受けており、エラスチンにより構成される弾性繊維の弾力性・伸縮性が特に重要です。

活性酸素や加齢によってエラスチンが減少してしまうと、血管の柔軟性が失われるため、動脈硬化や心筋梗塞、脳血栓の引き金になってしまいます。

エラスチンは、**青魚**、**牛スジ**、**手羽先**、**軟骨**に多く含まれています。

●動脈硬化解消に必要ないわし・かつお・まぐろ・豚肉のビタミンB_6

脳出血は、「塩分の摂りすぎ」が常識になっていますが、これは「良質のたんぱく質が足りなかった」のです。今では、脳出血が減り、脳梗塞が増え、何年にもわたる麻痺状態で、介護生活になるケースが多くなっています。

エラスチンはデスモシンとイソデスモシンというアミノ酸を含んでいます。これらを増やすにはビタミンB_6が必要なのです。**いわし、かつお、まぐろ、豚肉、大豆**などがおすすめです。これが動脈硬化を解消し、ひいては心臓病や脳卒中の予防につながります。

心筋梗塞の予防には、**「タウリン」**という含硫アミノ酸があります。**かき**などの貝類に多く含まれています。

たんぱく質の統合は、硫黄と硫黄が統合することによって保たれています。この統合部分が活性酸素の攻撃をうけやすいのです。この攻撃された部分を修復するために含硫アミノ酸が必要なのです。もともと日本人は含硫アミノ酸不足といわれています。**卵**には多く含まれています。

脳出血を防ぐ

●クモ膜下出血と脳梗塞は交感神経の過緊張が原因

脳出血、特にクモ膜下出血は、後天的にできた脳動脈瘤が破裂する病気です。原因は交感神経の過緊張です。

安保徹先生の「先祖返り説」を紹介します。

「私たちの体の血液と血管をつくる血管内皮細胞は、オリジンが同じである。血管内皮細胞は異物を貪食する力もあって、血液細胞ととてもよく似ている。血管は心臓よりも後に進化した。心臓はあっても血管がないという時代が、生物の進化のレベルにあって、その時代には心臓で勢いよく絞り出した血球細胞は、ただお腹の中で揺すられて循環していた。その後、血液細胞をもっと効率よく全身に回すために、血管が作られたのである。血球が自ら血管となったのである。

このような過程を経て進化したために、血管内皮細胞は血球細胞と同じように貪食能を持っている。ストレスが加わると先祖返りして、管であることをやめてしまうのである。…ストレスによって血管であることをやめた血管内皮細胞はしだいに膨らんでいき、遂には破裂してしまう。つまり動脈瘤もストレスによる病気といえるのである」とあります。

高血圧のために動脈瘤ができ、血管が破裂するものではないのです。

脳梗塞の場合は、老化によるものが多い。加齢によりジワジワと動脈硬化が進行し、痴呆がはじまったり、麻痺が出てきたりして気づくことが多いのです。症状は侵される血管によってさまざまで、その支配下の脳神経細胞麻痺で、機能低下してしまいます。予防は動脈硬化が進まないようにすることです。

症状がでてしまった場合、脳の血流を回復することです。内科的、外科的に治療は急速に進歩していますが、救急医療体制が整ったところはいいのですが、この救急医療体制が整っていない日本の現状では予防することが大事です。

常日頃から脳への血流を良くするためには、首周辺の筋トレが大切だと思います。

●脳梗塞の薬物治療

アスピリンは、約１００年前、リウマチの痛みで苦しんでいる父親をすこしでも楽にさせたいと白柳の樹皮から作られました。これが西洋薬のはじまりです。消炎鎮痛剤の第一歩です。

このアスピリンを多量に服用すると「ハイな気分」になり、大食をしなくなったとアメリカ人の肥満者たちの間に流行したのです。この多量アスピリン服用者に心筋梗塞になる人が減少したことがきっかけで「消炎鎮痛剤」の座から「抗血小板剤」に変身したのです。「棚からぼたもち」だったのです。

脳梗塞、心筋梗塞が厄介なのは、いったん治っても再発することです。アメリカ人の心筋梗塞は初回発作で死んでしまうことが多いのですが、日本は再発作で亡くなるのです。

これは人種差によるものです。

「死」の恐怖を打ち消し、肥満予防できることが、アスピリンの少量の幼児服用量で対処できるということで、疑いもなく服用しているのでしょうね。

アスピリンには、体内の伝達物質であるプロスタグランディンの血小板の凝集作用を促進する作用とサラサラにする作用のふたつの効果があります。このサラサラにして詰まらないようにする効果を使っているわけです。

アスピリンを含め消炎鎮痛剤を服用すると胃のぐあいが悪くなることがあります。これもプロスタグランディンの胃の粘膜を保護する働きと、その分泌を止める作用が原因です。ごく少量の幼児用のアスピリンは、血小板凝集を抑制し、胃の負担を減らす働きがあります。

でも、たとえ少量であっても、胃腸障害があります。この胃腸障害を防ぐために制酸緩衝剤（アルミニウムとマグネシウム配合）が入っています。「胃にやさしい」と表示されていると思います。

しかし脳血栓、心筋梗塞の予防で、アルミニウムを長期間服用するということはどういうことか？

アルツハイマー病の原因は、「アルミニウム」という説があります。アルミ鍋でトマト料理を作ってはいけないといわれています。

ただでさえ、脳神経障害があるのにアルツハイマー病にはなりたくないですよね。制酸緩衝剤の入っていない純粋なものがいいと思います。

一番毒性の低いタングステンを使ってくれたらいいなと思います。

タングステンは、胃潰瘍の治療にも使われ、白内障にも効果があります。ひと言、私見を追加しました。

肥満を防ぐ

●40歳時点で太り気味の人がもっとも長寿

「標準体重」という規準があります。いつ、どのようにきまったのでしょうか？

１９３０～１９５０年代、アメリカの民間保険会社が生命保険に加入するために取り入れた基準です。「痩せ」ている人は、結核の可能性があり加入できませんでした。太めの人は健康で、お金持ちだったので生命保険に加入できたのです。

１９５０年代に生命保険料を決めるのに、体重と死亡率との関係を導入し、儲けまくっていました。商業主義が生んだ規準で、科学的根拠なんて全くないのです。

日本の厚労省は、アメリカの物まねで、アメリカの基準をゆるめただけなのです。

日本とアメリカ人では、体質も体格も大きな違いがあります。肥満を判定する基準である「BMI」（体格指数＝体重（kg）を身長（m）で2回割って算出）があります。日本では「25」が肥満ですが、アメリカ人は「30」です。身長160cmの人で比べてみると日本人は64kg、アメリカ人はおよそ77kgが肥満と判断されます。このように基準のゆるいアメリカでは、大人の3人に1人が肥満です。日本人の肥満レベルがまるで違うのです。無理矢理、この基準にあてはめているのです。

40歳時点で太り気味の人がもっとも長寿なのです。40歳時点での余裕が、普通体重（BMI＋18・5以上25未満）で男性39・4年（寿命79・4歳）、女性47・97年（寿命87・97歳）でした。太り気味（BMI＋25以上35未満）では男性41・64年、女性48・05年で長寿です。肥満（BMI30以上）で男性39・4年、女性46・02年でした。

もっとも短命だったのは痩せた人（BMI＋18・5未満）では男性34・54年、女性41・79年です。メタボを気にするよりダイエットのほうが危険だったのです。

●太る原因はストレス

では、太る原因は何なのか？　ズバリ「食べ過ぎ」です。

人が過食に走る理由は、「ストレス」を解消したいからです。

食事をすると消化管が活発に動きます。これは副交感神経の働きです。満腹まで食べ続けると副交感神経が優位になり、ひとときのリラックス効果があるのです。

肥満がこうじると、体は交感神経が緊張状態になり心拍増加、動悸となります。

「腹八分目に医者いらず…」なのです。


でも、一番てっとりばやいのは副交感神経を活性化する方法ですよね。消化管を刺激することは、副交感神経支配の最大臓器を刺激することなのです。

交感神経過緊張状態を改善し、免疫能を活性化するためには、ある程度食事ができるかどうかにかかっていますが、食事の内容、何を食べるかということが重要です。あるものにこだわったりせずに、おいしく楽しく感謝しつつ食べることが大切です。

●蓄積した脂肪を燃やす効果的な方法は軽い運動

食べたものがどれだけ身につくかは、基本的には遺伝子によって決まるようです。

体が脂肪を燃やしてカロリーを消費させることができるはずなのに、肥満遺伝子を持っている人は、「脂肪を燃やせ！」と指示を出しても反応しないのです。

脂肪細胞は、ある量まで脂肪を溜め込むことができますが、それを超えると細胞を増やして対応するために、結果的に太ってしまうのです。

摂取カロリーを減らしても、ダイエットしても減らないのです。

ダイエット食品会社は、「減るのは財布の中身で、ダイエット食品会社は肥えとる」と言っていました。

蓄積した脂肪を燃やすことを考えなければ減量はうまくいかないのです。

●肥満を予防する「レプチン」

ここで、肥満を予防するホルモン「レプチン」について説明します。

レプチンは、脂肪細胞から作られます。摂食エネルギーが余ると、脂肪に戻すのです。

レプチンは、満腹中枢を刺激し、摂食中枢を刺激します。脳は、レプチンを使って、脂肪が増えれば食べないようにし、脂肪が減れば食べるようにしているのです。すなわちブレーキの働きをしているのです。

●空腹と満腹のしくみ

エネルギーバランスの面からみましょう。

食べる量が増えると、循環する栄養が増えます。ブドウ糖や脂肪酸が多くなると、その情報が伝わり、満腹感が生じて食べ物の摂取が減ります。

同時に、脳は肝臓にブドウ糖生産を抑える指令を出します。すると血糖値が下がり、それが空腹を生じさせて、ふたたび食べるようになります。

一方、利用分以上に栄養素を摂り込むと、余った栄養素は脂肪に変わり、脂肪細胞に蓄えられます。脂肪が増えるとレプチンが分泌され、同時にインスリンも増えます。レプチンやインスリンは食欲を抑えるので、食べるのをやめます。

これが通常の空腹・満腹の仕組みです。脳とは大欲で甘党でワガママなのです。

ところが、脳にブドウ糖が足りないと、脳は他の臓器のブドウ糖を抑えようとします。まず、視床下部から指令が出て、最終的に副腎皮質からコルチゾンが出ます。コルチゾンは細胞からブドウ糖を取り込むのを阻害するので血糖値を高めます。

さらにブドウ糖欠乏というストレスは、交感神経を介して、細胞のインスリン抵抗性を高めています。脳はブドウ糖の輸送を確実にしようとしているのです。

脳はブドウ糖、身体はミトコンドリアというエンジンで動いています。ハイブリッド・エンジンなのです。

これが肥満と糖尿病の成り立ちです。

脳には、空腹を感じて摂食を促す部位もあれば、満腹を感じて、それ以上食べたくなくする仕組みがあります。ただし、食欲中枢は「食べる」という働きは非常に強いのに、満腹だから「もう食べない」という働きはそれほど強くないことは、日頃よりよく感じていると思います。

内臓脂肪を防ぐ

●動脈硬化に進まないように

内臓脂肪は内臓の周辺、主に腸の構造を維持し、血管や神経、脂肪組織に富む腸間膜につく脂肪です。皮下脂肪にくらべ、脂肪の合成能力も分解能力も著しく強いのでメタボリック・ドミノを起こすのです。

内臓脂肪はできては分解され、その代謝産物である遊離脂肪酸を高密度に放出します。遊離脂肪酸は直接門脈を介して肝臓に流れ込むという特徴があります。肝臓はこれを原料にコレステロールや中性脂肪を合成します。

肝臓ではエネルギー源としての糖がうまく利用されず、インスリンの働きは低下します。やがて全身のインスリン抵抗性を強め、糖尿病になってしまいます。

脂肪細胞はエネルギーを貯蔵する倉庫の役割をはたしています。それ以上にさまざまな生理活性物質を産生・分解する器官なのです。脂肪細胞から産生される生理活性物質を総称してアディポサイトカインと呼びます。

脂肪細胞に存在する遺伝子のなかでアディポサイトカインが占める割合が皮下脂肪では約20％、内臓脂肪では約30％と多いのです。

そしてこのアディポサイトカインによって動脈硬化へ進むことが危惧されます。

最近ではアディポサイトカインが、動脈硬化、心筋梗塞などの発症に関係することがわかっています。

脂肪細胞は善玉・悪玉と分かれ、それぞれのサイトカインを通じて生体システムにかかわっているのです。善玉脂肪細胞は動脈硬化を防ぐとされますが、悪玉脂肪細胞は、血圧を上げて高血圧にし、さらにインスリンの働きを邪魔して糖尿病に、脂肪の代謝を障害し脂質異常にします。

肥満により脂肪細胞が過剰に蓄積していろいろな疾患をつくらないように注意が必要です。

●過食、早食いをやめる

腸について考えてみましょう。ここでひと言、「脳は大食い、腸は迷惑」なのです。

生物は歯を持つようになって、「胃」と「免疫」というものを手に入れたのです。

人間は、歯を使って食べ物を噛み砕くことができるようになって、栄養価の高いものを一度にたくさん食べられるようになったのです。そのためにたくさんの食べ物を一時的にたくさん集めておく臓器が必要になったのです。

すなわち「胃袋」です。胃には歯はないですよ。

ものをたくさん食べるようになると、体に害になるような得体の知れない敵がどんどん腸に入ってきてしまうのです。これに対抗するために作りだされたものが「抗体」です。このような免疫を「獲得免疫」といいます。

いろいろな病原体に対し、苦い経験を教訓としながら、同じ病原体に対する防衛をするのです。

腸管が、食べ過ぎたときに活性化されるのは「自然免疫」です。バイ菌が侵入すると、それに反応する「センサー」であるＴＬＲ（Toll-like receptor）という分子が認識し、活性化されます。ＴＬＲが活性化することで免疫反応のスイッチが入り、自然免疫がおこります。

このＴＬＲは食物のなかに含まれる脂肪の量が多いと、バイ菌と「勘違い」して活性化してしまうのです。

過食すると、腸が外敵が侵入してきたと「錯覚して」、内臓脂肪（悪玉脂肪）に炎症が起こってメタボリック・ドミノが倒れはじめるのです。

過食、早食いをやめることです。胃には歯がないのでよく噛むことです。よく噛むことで「満足感」が得られるため過食にならないですむと同時に、人類最大の抗がん物質「唾液」もいっぱい出るのです。

●脂肪肝の原因はズバリ「ストレス」

脂肪肝は、食べ過ぎ、脂肪の摂り過ぎではありません。ズバリ「ストレス」です。

交感神経過緊張状態になると、顆粒球により肝細胞の破壊が必ず引き起こされるのです。すると肝細胞を再生するためのエネルギーを補給しようと脂肪肝になるのです。

変温動物は、脂肪を全部肝臓にためこむのです。故に、変温動物は、基本的に脂肪肝なのです。恒温動物になって、体温を保つために主なる脂肪を皮下に移したのですが、ストレスが加わると顆粒球が過剰になり、肝細胞が破壊され肝障害が起こります。それを修復するためにエネルギーを補給しようとして脂肪肝になるのです。安保先生のいわれる「先祖返り」なのです。

脂肪の少なすぎる人はストレスに弱いといえるのです。やせ細った人が頑張りすぎて脂肪肝になっているのに、食事制限をしたなら、もっと悪くなってしまいます。

高血圧を防ぐ

●塩分摂取量が増えると血圧は低下する

世界52カ所の調査結果です。「塩分摂取量が増えると血圧は低下する」だったのです。日本では昭和40年代の秋田の調査結果がまだ大手を振っています。「脳出血の原因は塩」ということです。当時、脂肪摂取量が少なかったから、脳出血が多かったのです。今では脳梗塞が増え、介護する人が大変だそうです。

日本の流通している「塩」は、本物が少ないのです。以前、専売公社が販売していたものは99・99％ナトリウムです。塩味はしますが、塩ではありません。

GHQの命令で、ミネラル分の無い塩を、国の管理下で作っていたのです。日本は四方海にかこまれているのになぜですか？　ミネラル不足は脳にとってよくないのです。

日本には天然資源として岩塩がなく、多雨な地域にあるため、「天日塩」が難しいという理由です。そこで、国をあげて開発したのが、イオン交換膜製造による塩です。天候に左右されず、人手もかからず、安定した品質の塩もどきを生産することができたのです。

そもそも塩にはナトリウムの他に、ニガリと呼ばれるマグネシウムやカリウム、カルシウムなどが含まれ、この微妙な濃度がその地方の独特な味になっています。海水を煮つめてつくる塩なら、ナトリウムは85％しかなく、残りはその他のミネラルです。

ニガリ成分に含まれている、微量元素は生命の維持に不可欠なものです。慢性的なミネラル不足の日本人には好ましい物質だったのです。

「赤穂」「伯方」「瀬戸」など、日本の出産地を商品名にした塩が出回っています。これはメキシコ、ペルー、オーストラリアの塩の再結晶塩に、地元のニガリ成分を加えたものです。「コンビニのおにぎりはうまい！」と思っている人が多いと思いますが、本物でない塩に、石油から作った「アミノ酸（グルタミン酸）」がかかっています。塩分を感じる舌の味蕾に作用して本来の塩分量より塩味を薄くして、またおいしく感じられるようにしてあるのです。「塩」は、自分の舌で味わって、本物をみつけてください。本物の塩は、コーヒーに入れてもおいしいのです。難しければ寿司屋のオヤジに聞いてみてください。

●塩分摂取量が少なくなるほどＬＤＬコレステロール値が上がる

冷蔵庫の普及、交通網の整備で、塩分の摂取は本当に少なくなっています。

梅干しでさえ、21％の塩分が７％になり、さらにハチミツ入りが売られているそうです。30年前の３分の１です。塩分を減らした分、多くの添加物が入るようになってしまいました。黄色タクアンは、アレルギーの原因といわれている黄色４号、真っ赤な紅ショウガには赤色１０２号、１０６号で発がん性が指摘されています。

野菜には、ＥＵでは発がん性の問題で禁止されている黄色１号が堂々と使用されています。タイで生産された野菜は添加物も農薬も不明でした。中国産は農薬がすべてに使用されています。

保存料もかならず使われています。ソルビン酸カリウムが有名です。これはハムなどに使われている発色剤と結合すると、発がん性物質に変わってしまうほど恐ろしいものです。うま味を出すために、石油から作られたアミノ酸もたくさん入っています。

塩分少なめの食べ物、そしてコレステロール値を下げようとする食べ物を摂取している患者さんのほうが「医者に忠実な患者さん」とみなされていますが、塩分摂取量が少なくなればなるほど、コレステロールのＬＤＬコレステロール値が上がってしまいます。胃がんも増えてしまいます。

●カルシウムとマグネシウム、カリウムの補給を

高血圧の治療薬もいろいろとあります。高血圧は交感神経過緊張によるものですから、まず今の生活を見直すことが大切です。

食品に関しては、カルシウムとマグネシウムの比率を保つことが大切です。牛乳はカルシウム１１０㎎に対してマグネシウム10㎎と11対１の比率です。しかし理想的には１対１、ないしは２対１のバランスがいいとされています。ちなみにリンゴは２対１で理想的な食品です。リンゴの産地では高血圧症の人は少ないのです。

動脈の収縮にはカルシウム、弛緩にはマグネシウムが関わっています。マグネシウムはナトリウムやカルシウムを細胞の外へ出したり、縮んだ筋肉を緩めたりしてくれるのです。食塩の過剰摂取よりカリウム不足が、高血圧になるのです。

カルシウムやマグネシウムは、「不安」や「イライラ」を解消してくれる「自然の精神安定剤」と覚えてください。

マグネシウムは睡眠を助けてくれます。うつ病治療薬や精神安定剤を服用するとマグネシウムやカルシウムも失いやすくなってしまいます。マグネシウムは亜鉛とくっついていて不足しやすいミネラルです。

マグネシウムはカルシウムの二分の一以上を毎日摂るようにしてください。カルシウムは**小魚**、**海藻**など、マグネシウムは**海藻**、**ゴマ**に豊富に含まれています。

高血圧は血管の弾力性の問題もからんでいるので、組織の伸縮力のもととなる「エラスチン」を作る、良質のたんぱくを摂るようにしてください。

良質のたんぱく、カルシウム、マグネシウム、カリウムの補給を忘れないでください。

●危険な血圧降下剤

「血圧降下剤」について、日本で多く使用されているものに、利尿剤、カルシウム拮抗剤、ＡＣＥ阻害薬、β遮断薬、α遮断薬、レニン阻害剤等があります。

降圧剤は、交感神経の過緊張を起こすのです。カルシウム拮抗剤、β遮断薬は、どんどん交感神経を緊張状態にしてしまうのです。根治には結びつきません。

本態性高血圧という病名だって「原因不明」ということで、いろいろな薬がつかわれているのです。75％はレニン−アンジオテンシン系です。そのとき使用されるACE阻害薬は、副交感神経を刺激する働きがあり、顆粒球もふやさず、リンパ球も減らしません。

「利尿剤」は、腎尿細管でのNa、水の再吸収を抑制して、循環血液量を減少させて血圧を下げます。血圧を下げることに成功しても、体は脱水を起こして、血液の粘性が高まってしまいます。

体はドロドロの血液をなんとか流そうとして、交感神経を緊張させて脈拍を速めます。つまり、交感神経の緊張を生じさせ、病気をさらに悪化させてしまうのです。

循環血液量の減少は体のあちこちに飛び火してしまいます。目では眼球内を充たす体液である房水《ぼうすい》の排泄がうまくいかなくなり、眼圧が上昇し、緑内障が発症してしまいます。腎臓では、血液の濾過や尿の産生ができなくなり腎不全を起こします。

●血圧が上がらない生活「怒らない、怖れない、悲しまない」

利尿剤による交感神経過緊張状態では顆粒球増加が起き、顆粒球が放出した活性酸素は腎臓を直撃してしまいます。高血圧の治療だったはずなのに、人工透析になってしまうこともあります。脳の血流障害によるボケの心配もあります。

ただでさえ、慢性脱水症の高齢者が利尿剤を服用しているのです。脳梗塞で倒れるくらいなら、血圧は少し高めであってもいいんじゃないかと思ってしまいます。

交感神経の働きをブロックする「ブロッカー薬」は血管を縮める平滑筋の働きをブロックして血圧を下げます。交感神経の支配をうけているのは血圧だけではありません。うつ病等脳に対する影響は大きいのです。

「カルシウム拮抗薬」は、カルシウム流入を阻害し、血管平滑筋をゆるめ、末梢血管抵抗を減少させて血圧を下げます。血管に関係する筋肉力を下げるだけでなく、血圧と無関係な筋肉の収縮力も低下させてしまいます。

まず、血圧が上がらないように、生活を見直すことが大事です。「怒らない・怖れない、悲しまない」ことです。

便秘を防ぐ

●食物繊維と水分摂取を

ずばり食物繊維、水分摂取が足りないのです。たかが便秘などと、便秘をあなどってはいけません。

食物繊維を多く含んだ消化物は、水分を吸収して、腸管いっぱいにふくれあがります。ふくれた消化物は、腸管をこすりながら、腸管をおだやかに圧迫します。

腸管の内腔に近い腸管粘膜に存在する腸管マクロファージと、腸管を取り巻く筋肉に存在する筋肉マクロファージがあり、腸管のぜん動運動をします。

腸管内容物がまず、腸管神経に働いて、腸管神経細胞がマクロファージを活性化するサイトカインを分泌します。そして活性化された腸管マクロファージはＢＭＰ２（骨形成を促進するサイトカイン）を分泌して、腸管神経を刺激し、腸管の筋肉が収縮するのです。

こうして、腸壁のまわりに付着したカスや有害物質など残り物を、ふくらんだ消化物によって削り取ってくれます。またふくらんだ消化物が腸壁を圧迫すると、これが刺激となり便意をもよおします。こうして排便が促進されることで、便秘を予防できるのです。

便秘になると、有害物質がとどまってしまうのです。残った有害物質は腸管にいつまでもとどまっているだけでなく、再び血液に溶け、全身に影響を与えるのです。肝臓が元気なときは有害物質を分解してくれますが、それ以上に有害物質が上回ってしまうことがあります。

残った有害物質は、腸管の細胞を傷つけたり、血液に吸収され、全身に悪影響を与えてしまうのです。

便秘はお年寄りに多いのですが、それは年齢とともに腸のぜん動運動が弱くなり、腸も長くなってしまうからです。腹筋のトレーニングをして排便を習慣づけることが大切です。

朝起きて、ほどよく冷えた水を飲むと、胃・結腸反射を刺激することができます。

第2章

病気のほとんどはストレスから

私たちの体は自律神経がコントロールしている

●活動の交感神経と鎮静の副交感神経

神経系の末梢神経に属する自律神経は、60兆もの細胞の働きを調整するために全身にはりめぐらされており、自分の意志の力ではコントロールできない神経です。

心臓が動いているのも、消化吸収できるのも、自律神経が働いているからです。さらに体温調節から排泄まで、それぞれの機能を一時も休まずコントロールしてくれているのが自律神経です。

自律神経は「交感神経」と「副交感神経」の二つがうまく働くことでバランスをとっています。

交感神経は「運動性」「活動」の神経で「アドレナリン」や「ノルアドレナリン」「ドー

パミン」などの神経伝達物質によって興奮・活性化します。

一方の副交感神経は、「鎮静」「リラックス」の神経で、「アセチルコリン」などの神経伝達物質によって興奮・活性化します。

●自律神経のバランスが良いときは健康が保たれている

自律神経の「交感神経」と「副交感神経」は、両者が自分の役割をきちんと果たして上手にバランスをとることで健康が保たれています。

たとえば、興奮したり怒ったりして交感神経が優位になったとき、血管が収縮して、血圧が上がり、脈が速くなります。

そしてその状態から、リラックスして副交感神経が優位になったとき、血圧が下がり、脈も正常に戻るのです。

心配で食欲がなくなるのは交感神経が優位になるためであり、落ち着いて食欲が出てくるのは副交感神経が優位になるためです。

このように状況が変わるに従って、交感神経、副交感神経がバランスよく働いてくれるとき、私たちの健康は良好でいられるのです。

このバランスを保っている自律神経が乱れる一番大きな原因は「心身のストレス」です。「怒り、怖れ、悲しみ」いわゆる強いストレスが、ノルアドレナリンの分泌を促し、交感神経をどんどん活発にして、過緊張を引き起こすのです。

この緊張が続くと肉体的には、血圧の上昇、動悸、食欲低下が現れ、体調不良から病気を発症することにつながってしまいます。

交感神経が過緊張したあとは、病気にならないように、何とか元に戻そうとする反応がおきます。

それがストレスから自分を守るための免疫反応です。そしてこのときに優位になるのが副交感神経です。

副交感神経が優位になったとき、免疫力が正しく働き、病気の予防や治療につながるのです。

ただ、この副交感神経も優位になりすぎると、過剰反応でアレルギー疾患などの病気になることがあります。

●白血球も自律神経の支配を受けている

人体のありとあらゆるところが自律神経の支配を受けていますが、全身をめぐる血液のうち「白血球」も自律神経の支配を受けています。

このことは新潟大学の名誉教授安保徹先生が、共同研究者の福田稔先生とともに、「自律神経の白血球支配の法則」として明らかにされました。

この白血球は人間の免疫機能を司っています。この免疫というシステムは、体を異物から守るために、血液を巡っています。

白血球は常に体の活動状態を反映して動いているので、白血球の量の変動で体に悪いところがあるかどうかわかります。

白血球を大きく分けると**顆粒球**（交感神経支配）と**リンパ球**（副交感神経支配）と**マクロファージ**になります。

そのうち顆粒球は60％、リンパ球は35％、マクロファージは5％を占めています。

細菌は顆粒球が、そしてもっと小さな異物はリンパ球が処理するようになったのです。

リンパ球はさらに、Ｔ細胞、Ｂ細胞、ＮＫ細胞などに進化・分化しました。Ｔ細胞（細

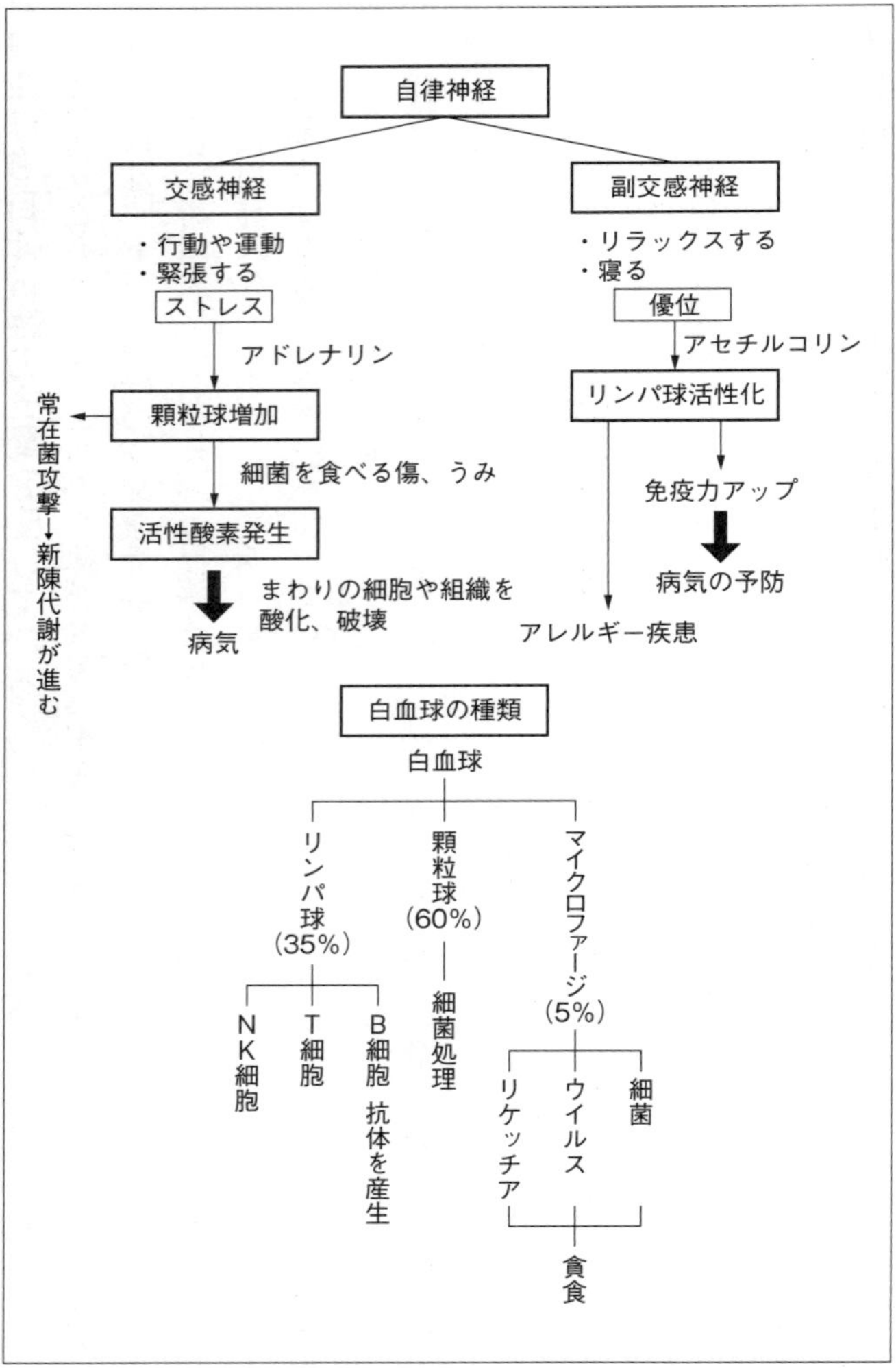
自律神経
交感神経
副交感神経
・行動や運動
・緊張する
ストレス
アドレナリン
顆粒球増加
常在菌攻撃→新陳代謝が進む
細菌を食べる傷、うみ
活性酸素発生
まわりの細胞や組織を酸化、破壊
病気
・リラックスする
・寝る
優位
アセチルコリン
リンパ球活性化
免疫力アップ
病気の予防
アレルギー疾患
白血球の種類
白血球
リンパ球（35%）
NK細胞
T細胞
B細胞 抗体を産生
顆粒球（60%）
細菌処理
マイクロファージ（5%）
リケッチア
ウイルス
細菌
貪食

胞性免疫）はみずから異物を捕らえに行き、Ｂ細胞（液性免疫）は抗体を産生して、その抗原で異物を捕らえるのです。この異物をやっつけるシステムを「抗原抗体反応」といい、一般的に体の抵抗力というのは、この抗原抗体反応のことです。リンパ球が増え活性化することは抵抗力を高め、免疫力を高めることになります。

ストレスによる自律神経の失調が病気をつくる

●90％以上の疾患は顆粒球の増多が原因

自律神経の交感神経が活発になると、身体は傷ついたり細菌等の侵入があります。そのため白血球の顆粒球を増やして身体を守ろうとします。また、ものを食べたりすると消化吸収の過程で異物が侵入する危険性があるのでリンパ球が働きます。消化器官は、副交感神経の支配です。

さらに日々の生活の中で、人間関係や仕事などのストレスで交感神経が過緊張な状態になると、顆粒球が自分が一番弱いと思っている部位に「顆粒球増多」をひきおこします。

そうなると、体内にある常在菌を顆粒球がどんどんと攻撃して炎症をひきおこしてしまいます。

どんどん攻撃すると新陳代謝が進んでしまうのですが、新陳代謝が過剰に進むというのは、若い細胞も古い細胞も攻撃してしまうということなのです。

攻撃した顆粒球は壊され死んでしまいますが、死んだ後には臓器や血管の粘膜上に活性酸素をまき散らします。この活性酸素がまわりの組織や細胞を酸化（錆《さび》つく）し破壊してしまうのです。このように顆粒球があまりにも増えることで、まわりの組織をどんどん破壊してしまうのです。

つまり顆粒球は細菌のいるところでは化膿性の炎症を、いないところでは活性酸素により組織破壊の炎症を起こすということです。

がん、胃潰瘍、歯槽膿漏、潰瘍性大腸炎、十二指腸潰瘍、クローン病、痔疾などは、後者の粘膜が破壊されて起こる炎症です。

活性酸素は血管を傷つけ動脈硬化も促進するため、心臓病や脳血管障害が起こりやすくなります。

体内では、呼吸で得た酸素から発生する活性酸素や、細胞の新陳代謝から生ずる活性酸素など、さまざまなルートで活性酸素が産生されますが、活性酸素全体の比率では、顆粒球から放出されるものが約8割を占めています。顆粒球が増加すればするほど、組織破壊が進むことになります。

これが病気のなりたちであり原因です。90％以上の疾患がこのためだと考えられます。

一方リンパ球が増えすぎると、抗原に過剰に反応してアレルギー疾患が起こります。リンパ球が過剰な人は、運動不足で、筋肉が活動していないので低体温になり、血流の流れが悪く、リンパ球の流れが悪くなり、がんになりやすくなってしまいます。

●胃潰瘍——顆粒球から大量に放出された活性酸素が胃粘膜を破壊する

いやなことがあったり、心配ごとがあったりすると胃がシクシク痛みます。体内では増加した顆粒球から大量に放出される活性酸素が、胃粘膜を破壊しているのです。ストレスが一過性なら胃炎で終わりますが、長期間悩みごとを抱えていたり、ストレスが非常に強いものであったりする場合は潰瘍にまで発展します。

顆粒球は増えすぎると一カ所に集まる性質がありますが、群れをなした顆粒球が放出する活性酸素は、一極集中で粘膜を破壊して潰瘍を形成するのです。

ストレスがある人は副交感神経の働きが抑えられているので、胃酸の分泌量は少なくなります。胃酸たっぷりの人が胃潰瘍にならず、胃酸の少ない人が胃潰瘍になるのです。

●潰瘍性大腸炎――顆粒球は死ぬ間際に大腸の粘膜に活性酸素を放出して粘膜にびらんや潰瘍を形成させる

潰瘍性大腸炎の原因はいろいろ言われています。最近は胃潰瘍が減少してきたとマスメディアが報道する機会が増える一方、潰瘍性大腸炎は「治す薬が無い」との情報から、トレンディな疾患の座をしめるようになりました。

この潰瘍性大腸炎はストレスによる交感神経の過緊張状態が招いた顆粒球の組織破壊です。増加した顆粒球は死ぬ間際に大腸の粘膜にたどりつき、活性酸素を放出して粘膜を傷つけます。その結果、粘膜にびらんや潰瘍を形成させるのです。

これらを修復しようと、副交感神経が働き、腸のぜん動をうながして、詰まった内容物を「下痢」という形で排泄します。つまり、「治癒反応」です。

副交感神経が優位になると血管が拡張して、血流を回復し、傷ついた粘膜の再生が促進されます。このときプロスタグランディン（１４６ページ参照）の産生が高まり「腹痛」が生じます。そして顆粒球の死骸である膿を排泄する「粘血便」が出ます。すべては「治癒反応」です。

●ストレスが発がんに結びつくメカニズム

私たちの体の中ではがん細胞を排除するための防衛網が、がっちりと張り巡らされています。この防衛網を破綻させてしまうのが、働き過ぎ、心の悩み、人間関係等々のストレスです。

心身のストレスは、交感神経を過緊張させて顆粒球を増やします。過剰にふえた顆粒球は、活性酸素を放出して組織を破壊します。体の細胞が破壊されると、これらを修復するために新たな細胞の分裂・増殖が行われます。

細胞の増殖にかかわっているのは、細胞核内の「原型がん遺伝子」です。これは正常な細胞が正常に増殖するために必要な遺伝子です。

交感神経過緊張が続き、組織の破壊・増殖がくり返されると、調整ができない「がん遺伝子」に変わってしまいます。

顆粒球増加（血流障害）↓活性酸素の大量発生↓組織破壊

交感神経が緊張すると副交感神経の働きは抑制↓リンパ球の減少・分泌能の低下や免疫力の低下でがんの発症、ということになってしまいます。

白血球が体の免疫機能を司っている

●活性酸素によって傷つけられた細胞も大掃除してくれるマクロファージ

白血球は顆粒球とリンパ球とマクロファージに分けられますが、その中の5％のマクロファージは、大型の細胞に分布していて、異物が侵入すると、すぐに駆けつけて異物（ほこりからがん細胞まで、体内にある不必要なゴミをすべて）を貪るように食べて処理します。別名、「貪食《どんしょく》細胞」とも呼ばれます。

老化した細胞をも処理してくれます。

さらに、マクロファージは司令塔として、自ら処理できないものに対し、顆粒球、リンパ球を誘導してくれます。

マクロファージは原始的な細胞で、単細胞時代の名残をとどめ、アメーバのような形をしています。原始マクロファージは、赤血球、白血球、血小板（交感神経支配）などだけでなく、心臓や血管などへと進化したのです。

顆粒球は、好酸球（感染やアレルギーで活性化）、好塩基球（炎症に関与する刺激物質を分泌）、好中球（細菌などを貪食）の三種類ありますが、95％は好中球です。

好中球は血液に乗って全身を監視していますが、細菌などの異物に気づくと血管からはい出して、異物を取り込み、処理します。

処理し終わった好中球は自爆して化膿性の炎症を起こします。その死骸が「膿」です。この死骸を片付けるのがマクロファージです。

好中球などの顆粒球は、攻撃したり自爆したりするときに「活性酸素」を大量に放出します。こうした活性酸素は体内で無毒化されます。しかし、顆粒球が増えすぎたり過剰反応を起こすと無毒化できず、自分の体を攻撃して組織破壊を進めてしまうのです。

一酸化窒素も体内で発生しており、それが病原体やがん細胞を殺してくれているのです。

一酸化窒素はインターフェロンと共同作業をしています。

また、スーパーオキサイドという種類の活性酸素と一酸化窒素が合体すると、スーパーオキサイド・ディムスターゼ（ＳＯＤ酵素）という物質になって、より強い作用を示します。

ＳＯＤ酵素も大事なキーワードになります。

つまり、活性酸素や一酸化窒素とマクロファージは共同作業をし、〝敵〟と戦ってくれているのです。


「赤血球」についても簡単に説明します。

顆粒球が増加し、はじめに狙うターゲットは「赤血球」です。

活性酸素によって破壊された赤血球は弾力性を失って互いにべたべたとくっつき合うようになります。ちょうど金平糖がつらなったように見える現象を「赤血球の連銭形成（アカンサイト）」といいます。

このような状態になると、当然、血液は流れにくくなり、全身が血流不全に陥ります。

心臓に栄養を送る環状動脈がトランス脂肪酸で狭窄されたところに血液の塊（血栓）で詰まると、心臓梗塞が起こってしまいます。

マクロファージは、病気にかかってからでなく、かかる前に働いて健康を守ってくれるのです。

マクロファージの「敵」とは、細菌、ウイルスなどの異物（病原体）だけでなく、体の内側に生じた変異たんぱく質や酸化したコレステロール、がん細胞などです。〝活性酸素〟によって傷つけられた細胞も大掃除してくれるのです。

●マクロファージを元気にするために必要な食物繊維の摂取

マクロファージを元気にすることを考えなくてはなりません。その〝鍵穴〟にぴったりあう食物もたくさんあります。

マクロファージは体のあらゆる組織、器官に存在し、生体防御システムがあり、生体恒常性を保ってくれているのです。

しかし、ストレス等の刺激によって、これがいっきに低下してしまうとメタボリック・シンドロームやがんなどの病気をひき起こしてしまうのです。

健康体を維持するためには、マクロファージをストレス等に負けないようにすることが大事です。

それには、腸内細菌、特に善玉菌の良い餌となる**ファイバー（食物繊維）**を多く摂ることです。腸内フローラの働きを活性化することが必要なのです。

ファイバーは、**セルロース**や**ペクチン**など、植物の細胞壁、茎、種、皮などをつくっている材料で、**アズキ**、**大豆**、**大根**、**ノリ**、**昆布**、**キンカン**、**サツマイモ**、**ブロッコリー**、**キャベツ**、**パセリ**などに含まれています。

ファイバーの代表はペクチンで、**オートムギ**、**豆類**、**ニンジン**、**果物**に大量に含まれています。

これらを口から取り込むことが大切なのです。口から小腸にいたる消化管粘膜で免疫が活性化するからです。腸管は第二の脳といわれるように、消化・吸収だけでなく、全身の健康を維持してくれるのです。

●小腸を守ることが健康のためには最も重要

腸内には免疫細胞の70％が集まっていて、体の免疫にとって大きな役割を果たしています。腸は心臓や脳よりも先に発生したのです。

口から入った食べ物は、胃、小腸、大腸、肛門を通って排泄されます。小腸は十二指腸、空腸、回腸に分かれ、全消化管の75％を占めています。

このように小腸が消化の中枢の役割を果たし、外敵から身を守ってくれています。

この小腸を守ることが健康のためには、最も重要なのです。「腹八分目に医者いらず、腹六分目に薬いらず」といわれるように、早食、大食はよくありません。

腸には「善玉菌」、「悪玉菌」、「日和見菌」と約５００種類、１００兆個の細菌が住んでいます。

「善玉菌」は、**乳酸菌**、**ビフィズス菌**がよく知られています。善玉菌は乳酸やブドウ糖を餌にして、ビタミン、ホルモン、アミノ酸を生成し、消化吸収を助け、腸内の働きを整え、便秘、下痢を防いでくれています。そして、悪玉菌の活動を抑えて、悪玉菌が生み出した有害物質を中和し、病気を防いでくれています。

悪玉菌は、大腸菌、ウェルシュ菌、ブドウ球菌がよく知られていますが、悪玉菌はたんぱく質を腐敗させて有害物質を発生させ、炎症を起こしたり、発がん物質をつくったりします。

日和見菌は腸内の70％を占めており、ストレスや体調によって善玉菌（15％）と悪玉菌（15％）のどちらかに、変わります。

●悪玉菌を減らすために上手にヨーグルトの利用を

高齢になればなるほど悪玉菌の割合が増しますから、気をつけなければ健康が維持できなくなってしまいます。じょうずに**ヨーグルト**の力を使うのも必要かと思います。

LNG21乳酸菌（明治プロピオヨーグルトLNG21。ピロリ菌減少に効果）、**ラクトバチルス・カゼイン・シロタ株**（ヤクルト。便秘、下痢解消や免疫力を上げ、発がん性物質の生成を抑える）、**ビフィズス菌BB536**（森永ビヒダスヨーグルト。整腸作用やアレルギーに効果）、**LGG乳酸菌**（タカナシ乳業のLGGヨーグルト。整腸作用やアトピー予防に効果）、**R-1乳酸菌**（明治R-1ヨーグルト。風邪やインフルエンザにかかりにくくなる）、**ガゼリ菌**（雪印。内臓脂肪を減らす）等々あります。

これらを2～3カ月間ためして、自分にあっているかどうかみてください。

私は、**カスピ海ヨーグルト**（クレモリス菌乳酸菌と酢酸菌の混合ヨーグルト）を自分で作っていましたが、今では市販品（グリコ）にしています。

●腸内を整える海草や穀物・野菜

ワカメやコンブ、モズク、ヒジキやノリも効果があります。

米、ソバ、レンコン、ジャガイモ、サツマイモ、シイタケ、キャベツ、レタス、白菜、小松菜、ツルムラサキ、ホウレン草、ニンジン、大根……などの穀物・野菜。また、**リンゴ、ナシ、バナナ**……なども摂るといいですよ。

「酵素」を考えると、**生のサラダ**を朝食に食べてもらいたいと思います。

腸年齢が若いほど肌の悩みが少なく、心も体も健康だといわれます。

発酵食品、発酵飲料も多く摂ってもらいたいものです。

これらの力を借りて腸内を整えることによって、免疫の超エリート「NK細胞」が活性化されるのです。

「活性酸素」が細胞を破壊し病気をつくる

●「活性酸素」とは何か

活性酸素は、本来体内に侵入した細菌やウイルスを撃退するために、体にとって必要な物質なのです。殺菌、消毒としての役目もあります。しかし増えすぎると体に悪影響を与えてしまうのです。

活性酸素は、どこのどの細胞でも発生しています。生きていくエネルギー源だからです。体の中で酸素が細胞内でエネルギーを作り出すときに、活性酸素が発生しますが、この活性酸素は、白血球の顆粒球からのものが特に多いのです。顆粒球の産生する活性酸素は膨大な量なので、体内は錆だらけになってしまうのです。

それ故、顆粒球を増やすような交感神経過緊張の生活はできるだけ避けるようにしないと、病気を引き起こすことになるのです。

活性酸素によって細胞が異常な状態になるのが「がん細胞」です。

人間の細胞は一日に2千から3千個作られては壊されています。一つの細胞をみても繰り返し繰り返し作り変えられています。それを指示しているのがDNAです。この繰り返しが永久に続くわけではなく、いつか細胞分裂を止めてしまいます。その止める指令を出すのが「テロメア」と呼ばれる物質です。

テロメアは染色体の端のほうにくっついていて、少しずつ切り捨て、これがなくなると細胞分裂を止めてしまうのです。

しかし、がん細胞はこのテロメアを切り捨てるのではなく増殖する機能があるのです。活性酸素によってDNAが指令をだせなくなり、テロメアが減らなくなるために増殖しつづけるのです。

●ストレス・大気汚染・食べ物など活性酸素の多い現代生活

活性酸素は、体内で酸素が「興奮」した状態のもので、人類を含めすべての生物にとって猛毒です。

現代の日本人の食生活は、自然の産物でも多種の農薬を使用していますし、加工品の添加物、ジャンク・フード（フィチン等）、自然界に存在しないトランス脂肪等々、活性酸素を増やす食品が多く、しかも活性酸素の消去に必要なビタミンやミネラルが不足しているので、ますます活性酸素が増えてしまうのです。

それ以外に活性酸素の発生原因であるストレス、睡眠不足、紫外線、塩素やフッ素入りの水道水、化学物質、大気汚染などに満ち満ちています。

このような生活習慣が当たり前になってしまっているので活性酸素が過剰な人（＝病気）が増え続けているのです。

過剰な活性酸素の発生を抑えるような生活、活性酸素を除去するものを積極的に摂取する工夫をしなければならないのです。

●活性酸素がひきおこす障害・病気

①脂質が変性され過酸化脂質の増加

脂質は細胞膜の主成分であり、また、血液中では、ＬＤＬなどのリポ蛋白として運搬されます。脂質は、活性酸素（特に、ヒドロキシルラジカル）により酸化変性され、過酸化脂質が生じます。過酸化脂質により、細胞膜機能が変化したり、細胞が障害されます。

過酸化脂質が増加した酸化ＬＤＬは、血管内皮細胞を障害し、動脈硬化、血栓をつくります。

②動脈硬化や、心筋梗塞あるいは脳梗塞の発症

不飽和脂肪酸が酸化変性する。酸化された不飽和脂肪酸は血管内皮細胞を障害し、その結果、心筋梗塞や脳梗塞を発症する。食事由来のものも多い。

③発がん

すべての活性酸素は、核酸を障害する。細胞は、ＤＮＡが酸化され、障害をうけると、がん化したり、細胞死に至ります。抗酸化物質は、発がんを抑制します。

④老化の促進

⑤寿命の短縮

活性酸素は、一回の細胞分裂当たりテロメリア短縮を大きくし、細胞分裂を減らすので、寿命が短くなる。

カロテノイドを含む緑黄色野菜の摂取量が少ないと、活性酸素によりテロメリアがはやく短く切断され、老化が起きる。

⑥白内障

老人性白内障も過酸化脂質の増加が原因。

⑦アルツハイマー病

活性酸素によりアミノ酸が酸化されて生じるカルボニル化合物の量が、アルツハイマー病の患者は多い。

神経細胞膜内コレステロール量が増加すると、アミロイドβ蛋白が、脳内で凝集しやすくなり、脳内に蓄積し、アルツハイマー病を来たすといわれる。

⑧腎障害

腎臓では活性酸素は、NADPHオキシダーゼ、あるいはミトコンドリアで産生される。腎臓では、一酸化窒素（NO）が、L-アルギニンから、eNOS（一酸化窒素合成酵素）により、生成される。

一酸化窒素は、血管を拡張させ、血管を保護するが、一酸化窒素が活性酸素と反応すると、ペルオキシナイトライトと強力な酸化因子が生成され、細胞障害が起きる。

活性酸素をいかに除去するか

●ＳＯＤ酵素が作られるとき必要なミネラル〈亜鉛・セレン〉

活性酸素を除去するＳＯＤ酵素は体内で作られます。ＳＯＤ酵素は年齢とともに減りますので、年齢が高いほど活性酸素対策を必要とするのです。

ＳＯＤ酵素が体内で作られるときには、亜鉛、セレンなどのミネラルが欠かせません。

亜鉛　日本人に慢性的に不足しているミネラルです。別名、セックス・ミネラルといわれています。**カキやしじみ**のような動物性食品に多く含まれています。甘味を感じないような味覚障害があったら亜鉛不足を考えてください。

セレン　甲状腺ホルモンを非ヨウ素化する酵素の一部です。**ビタミンE**とともに働きます。

●活性酸素を除去する「掃除屋（スカベンジャー）」

フィトケミカル　植物性食品に含まれる香りや色素など栄養素以外の成分です。カルチノイド、ポリフェノールで有名です。「**カルチノイド**」には、**ベーターカロチンやキサントフィル**があり、**ニンジン**、**カボチャ**、**トマト**といった緑黄色野菜に含まれています。また**柑橘類**、**海藻**、**鶏**や**魚の卵**などに含まれています。

ポリフェノール　色素やアク、苦みの成分で、人間にとってはかなり力強い味方です。赤ワインで有名です。**大豆のイソフラボン**、**お茶のカテキン**、**たまねぎのケルセチン**、**ごまのセサミノール**、**しょうがのショウガオール**などがあります。

イオウ化合物　**にんにく**の**アリシン**が有名です。

ビタミン類　**脂溶性ビタミンEと水溶性ビタミンC**は、是非とも覚えてほしいです。

次頁の一覧表をごらん下さい。

活性酸素を除去する食品を「スカベンジャー」といいます。「掃除屋」という意味です。スカベンジャーの摂取は健康管理の大きな柱ですので、積極的に食べることをすすめたいです。

脂溶性ビタミン物質は、脂質と一緒に摂取したほうが腸管で吸収されやすいのです。

水溶性ビタミン物質は、尿と一緒に体外へ排泄されるので、こまめに摂取することが大事

活性酸素を除去する脂溶性ビタミンと水溶性ビタミン

	名称	多く含む食品
脂溶性ビタミン	ビタミンA	肝油、卵黄、バター、カキ、にんじん、かぼちゃ、のり、トマト、緑黄色野菜
	ビタミンD	肝油、バター、卵黄、牛乳、しいたけ、酵母
	ビタミンE	米・麦の胚芽、ほうれんそう、ちしゃ、ピーナツ、酵母、卵黄、牛乳
	ビタミンK	キャベツ、ほうれんそう、にんじん、枝豆
水溶性ビタミン	ビタミンB_1	胚芽米、玄米、麦、大豆、ピーナツ、酵母、豚肉、レバー、卵黄、魚卵
	ビタミンB_2	牛乳、卵黄、魚卵、レバー、ほうれんそう、小松菜
	ビタミンB_6	麦、とうもろこし、魚肉、レバー
	ビタミンB_{12}	レバー
	ニコチン酸	牛乳、レバー、肉、卵、小麦、大豆、海藻
	葉酸	レバー、酵母
	パントテン酸	酵母、卵、牛乳、レバー、納豆、落花生
	ビタミンC	レモン、オレンジ、みかん、緑黄色野菜、緑茶、レバー

です。

●抗酸化物質はチームを組んだ方が能力は強くなる

どのくらいの活性酸素が体内で発生しているのかということに関しては、呼吸により吸い込まれた酸素の「約2％が活性酸素になる」とされています。

活性酸素を無くすわけにはいかないのは、すでにわかっていると思います。

SOD（スーパーオキシド・ディスムターゼ）、カタラーゼ、グルタチオンペルオキターゼなどの酵素が体内で活性酸素を分解してくれています。

ビタミンA、ビタミンB群、ビタミンC、ビタミンEなどビタミン類や、**カロチノイド、フラボノイド、セレン**などの**ミネラル**も、活性酸素を分解し無毒化してくれます。

これらを「抗酸化物質」といいます。

ではこれらをどのくらい摂取したらいいのでしょう。

トマト100グラムに含まれるリコピンの量を知るよりも、トマト100グラムで分解できる活性酸素の量を数値化したほうが実用的です。

この数値を「**活性酸素吸収能力**（ＯＲＡＣ）」といいます。

トマトひとつでみるよりも、野菜サラダという食品全体で抗酸化能力をみることが大切です。さまざまな抗酸化物質がチームを組むほうが能力は高くなるのです。

次頁の表に示すように、**色の濃いもの**が多いのです。これは野菜、果物など植物が持っている色素そのものに強い抗酸化能力があるおかげです。アメリカでは、すでに市場で売られている食品の多くに**ＯＲＡＣ値**が表記されています。


抗酸化力が強いからといって、果物を優先して食べるより、野菜中心に考えてください。果物は糖分のことに考慮が必要なのです。

野菜の中でも、**クロロフィルを多く含んだほうれんそう、キャベツ、ブロッコリー**が活性酸素を分解してくれます。


いくつかの種類の抗酸化物質が「チームを組んで活性酸素と戦っている」ことがわかりました。

たとえばビタミンＥは、電子１個が不足している活性酸素に１個分の電子を与えることで活性酸素と刺し違えますが、その結果、ビタミンＥが不活性になったとき、近くにいる

抗酸化力＝「ORAC 値」の高い果物（食品 100 グラム当たり）

クコ（乾燥）	25,300	ブドウ（赤）	739
プルーン（乾燥プラム）	5,770	チェリー	670
ザクロ（乾燥）	3,307	キウイ	610
レーズン	2,830	グレープフルーツ	495
ブルーベリー	2,400	ブドウ（緑）	460
ブラックベリー	2,036	ケンタロープ	250
クランベリー	1,750	バナナ	210
イチゴ（ストロベリー）	1,540	リンゴ	207
ラズベリー	1,220	アプリコット	175
プラム	949	モモ	170
オレンジ	750		

抗酸化力＝「ORAC 値」の高い野菜（食品 100 グラム当たり）

ケール	1,770	コーン	400
ニンニク	1,662	なす	390
ほうれんそう（生）	1,260	カリフラワー	385
かぼちゃ	1,150	豆（冷凍）	375
芽キャベツ	980	じゃがいも	300
芽アルファルファ	930	さつまいも	295
ほうれんそう（蒸し）	909	キャベツ	295
ブロッコリー	890	レタス	265
テンサイ	840	豆腐	205
アボカド	782	にんじん	200
赤ピーマン	710	さやまめ	200
キドニー・ビーンズ	460	トマト	195
玉ねぎ	450	ズッキーニ	176

※参考：Agricultural Research, November 1996. p4-8.

ビタミンＣやコエンザイムＱ10が、１個分の電子をビタミンＥに渡す。こうして、ビタミンＥは「抗酸化物質として活性」を取りもどすのです。

抗酸化物質がチームを作る目的は、みずからの損失を最小限に抑えることにあります。できるだけ「リサイクル」しながら活性酸素と戦っているのです。

このリサイクル能力に長けた抗酸化物質は**α-リポ酸、ビタミンE、コエンザイムQ10、ビタミンC、グルタチオン**の５種類です。

グルタチオンは、グルタミン酸、システイン、グリシンという３つのアミノ酸がつながったものです。

●スーパー抗酸化物質「α-リポ酸」と「ビタミンE」

抗酸化ネットワークの要《かなめ》が**α-リポ酸**です。

ほかの４種類の抗酸化物質を再生することから、「スーパー抗酸化物質」とも称されます。ほかの抗酸化物質とは異なり、水にも油にも溶ける両刀使いなのです。このため、α-リポ酸は脳や体のどんな組織にある細胞でも、それが水性か油性かにかかわらず、放射線によるダメージから守ってくれます。

さらに、抗酸化ネットワークで強力な抗酸化物質として働くほかにも、ミトコンドリアの内部でエネルギーをつくる酵素を助けてくれます。チェルノブイリ原発事故の汚染地区に住んでいた子どもに1日200〜400ミリグラムのα-リポ酸を投与したところ、白血球の機能が正常化し、脂肪の酸化が減少し、肝機能も改善。ビタミンEと合わせて摂取すると、α-リポ酸を単独で摂取するより効果的です。

α-リポ酸とβ-カロチンのコンビにも同様の効果があります。

α-リポ酸は、**牛腎臓、牛心臓、レバー、ほうれんそう、ブロッコリー、トマト、芽キャベツ、ケール、米ぬか**に多く含まれています。

細胞内のミトコンドリアを元気にすることが体の元気につながる

●生命の〝発電機関〟ミトコンドリア

ミトコンドリアは、真核生物の細胞に含まれる細胞小器官です。ミトコンドリアは酸素を使ってエネルギーを作り出してくれます。これこそが「呼吸」なのです。快適な温度のもとで酸素が十分に供給されてはじめてエネルギーを生み出すのです。

ミトコンドリアの主要な機能は、電子伝達系による酸化的リン酸化によるエネルギー源ＡＴＰ（アデノシンミリン酸）［ＡＴＰ回路という］の産生です。

細胞のさまざまな活動に必要なエネルギーのほとんどがＡＴＰによるものです。好気呼吸を行うことで効率よく大量のエネルギーを生み出すことができるのです。

生命現象の要というべき存在で、呼吸して酸素を体内にとりこむのは、ミトコンドリアに酸素を供給するためなのです。

ミトコンドリアの発生起源から、発がんのメカニズムが考えられます。

原核細胞は分裂・増殖が主な仕事で、栄養分があれば猛烈な勢いで分裂・増殖します。約20億年前、地球上の酸素濃度上昇にともない、好気性の真核細胞が誕生します。ミトコンドリアは、細胞の中に寄生して、共生といえる形で生き延びました。ミトコンドリアは本体の核内に分裂抑制遺伝子をもちこんで分裂を止め、本体と共存したのです。

交感神経過緊張状態で、低体温・血流障害が起き、ミトコンドリアの酸素欠乏が分裂抑制遺伝子の機能停止により細胞が先祖返りしてしまう。がんとは、先祖返りを起こしてまで生き続けようとした細胞の究極の生き残り作戦だったのです。

ミトコンドリアを元気に働かせることがなにより大切です。

細胞内のミトコンドリアの数は、その細胞がどれだけエネルギー代謝を行うかによって違ってきます。筋肉、肝臓、腎臓といったエネルギー要求度の高い細胞には、数百から数千ものミトコンドリアが含まれています。

ミトコンドリアは、大量のエネルギー源を作り出しますが、同時に「活性酸素」を作り出してしまいます。

交感神経過緊張状態によって血流障害が起こると細胞は酸欠状態になってしまいます。すると細胞内で酸素を使ってエネルギーをつくっているミトコンドリアの機能が制限されてしまいます。顔色がすぐれないとか、だるいとかになります。

●ミトコンドリアを元気にする紫外線と微量の放射線

ミトコンドリアが弱っているときには、睡眠を十分にとるなどエネルギーの消費を抑え、ミトコンドリアの負担を軽くするようにしてください。呼吸法も工夫して、できるだけ腹式呼吸に心がけてください。

「活性酸素」は、ほどほどの運動をすることによっていい方向にすすみます。ある物質が多すぎると体にとって有害となりますが、少量では生体にとってプラスに働きます。これを「ホルメシス効果」といいます。秋田県の玉川温泉で有名になりました。

ホルメシス効果から「電子伝達系」の話をします。

ミトコンドリアが「発電」するとき、栄養素からとり出した水素原子を電子と陽子（プロトン）に分けて使う必要があるのですが、なんらかの力がかからなければ水素原子は電子と陽子に分かれてくれません。それを解離するのが**紫外線**と**放射線**です。

水素のプロトンが細胞の内膜の外に汲みだされ、それが再び内膜の内側に入る際に水力発電に似た仕組で発電されるのです。

もう一つ。人は日光を浴びると元気がでますよね。それは紫外線がエネルギーの産生を促進させるからです。放射線同位体のカリウム40です。カリウム40とは質量が40のカリウムです。微量な放射線を出しながら、水素原子を解離させます。カリウム40は放射線を出して崩壊したあとカルシウムになります。

ミトコンドリアは酸素をつかってエネルギーをつくり出すことは説明したとおりです。「細胞呼吸」を助けてくれるのはカリウム40をたくさん含んだ**果物・野菜**です。

●ほどほどの運動がミトコンドリアをふやす

次に、ミトコンドリアをふやす方法は、適度でほどほどの運動がいいのです。例えば週三日間の散歩、階段をこまめに昇降するなどです。激しいスポーツは、活性酸素が増えすぎてしまいます。ついでに、セロトニンの分泌をよくすれば、メラトニンがよく分泌して、睡眠もとれます。太陽光2000ルクス下に、リズミカルに20分間散歩するのです。

適度の運動は、血液がATPを作るための燃料である酸素を余分に運んでくれることが必要となります。運動することで、筋肉が酸素不足になることによってミトコンドリアを増やしてくれるのです。適度の運動はまさに「ミトコンドリアのホルメシストレーニング」なのです。

激しいスポーツをすると、筋肉には大量の「乳酸」が蓄積してしまいます。乳酸は疲労物質です。こんなとき「**リン酸ドリンク**」を飲むと疲労回復します。スポーツ界では長年、「炭酸ドリンク」が禁止されていました。理由はわかりません。スポーツ後の疲労回復に、「**炭酸水**」か「**ココアミルク**」をためしてみてください。ビールもおいしいですよ。副交感神経にもいいです。

筋肉は人が体を動かしたりするだけでなく呼吸運動や胃腸の消化運動、体温の維持等々さまざまな役割をしてくれています。使えば使うほど発達します。使わなければ当然、萎縮し、おとろえてしまいます。

浴そう内で、ゆっくりと筋力トレーニングが効果的で疲労もなく快適です。

●ミトコンドリアを守る「ビタミンE」「コエンザイムQ10」

脂肪を燃やしてエネルギーをつくり出すのが、「細胞の発電所」にあたるミトコンドリアです。

また、脂肪を燃やすときの「スパークプラグ」として働くのが**コエンザイムQ10**です。コエンザイムQ10は、免疫力を高めることで知られています。

コエンザイムQ10は、活性酸素を分解する抗酸化物質のはたらきが注目されています。コエンザイムQ10とビタミンEはどちらも脂溶性で、ふだんは細胞膜の中に埋まっていて、侵入してきた活性酸素と刺し違えます。こうして、細胞膜の脂肪を活性酸素による酸化から守っています。

コエンザイムQ10は、ビタミンEを再生してくれます。ビタミンEはコエンザイムQ10とコンビを組むことによって、より効果的にミトコンドリアを活性酸素から守ってくれます。

コエンザイムQ10はサケ、レバー、酵母、動物の内臓に多く含まれています。

副交感神経優位でNK細胞を活性化する生活を送ろう

●怒らず、怖れず、悲しまず、そしてよく笑おう

もともと自律神経は、副交感神経から進化したのです。ゆっくり眠り、おいしく食べ、

笑いが副交感神経の働きです。ストレスから身を守ろうと免疫反応が起こるのです。

リンパ球のうち約8割がT細胞（胸腺で発達）、B細胞（主に腸管系で発達）で占めています。

このリンパ球の働きが、心の持ちようで変動してしまうNK細胞です。がん細胞をやっつけるということで注目されるようになりました。吉本興業との実験で「笑いでNK細胞が活発になる」というほうが有名かもしれません。

私たちの細胞は一日1兆個の細胞が新たにでき、そのうち3千～5千個できそこないの異型細胞（がん細胞）ができます。

毎日毎日できるがん細胞を撲滅してくれているのがNK細胞です。NK細胞が元気であればがん細胞は増殖しないのです。NK細胞が元気でなくなると、がん細胞は増殖してしまうのです。NK細胞は60歳以上になると衰えやすくなってしまいます。

60歳以上になると、副交感神経優位になるように心がけなくてはならないのです。

NK細胞は、ネガティブなストレスが加わるとガクッと能力が下がってしまいます。

「怒らず、怖れず、悲しまず」がいいのです。そして「よく笑う」ことです。

中村天風先生は、

「おかしくも何ともないとき、うそでもいいから笑ってごらんなさいよ。そうしたら、その顔を一日中忘れないことだ」

とおっしゃっています。

マスメディアやインターネットの情報は「見ない、聞かない、言わない」方がいいのです。マスメディア等が流す「誤情報」は発信者にとって都合のいいことばかりです。

●天風先生の「ストレスから身を守る」秘伝

天風先生は、さらに強力で執拗なストレスから身を守る方法を示してくれています。

それは次のような方法です。

①腹が立ったり、悩みごとが消えなかったりするとき、すぐに肛門を締める。

②そして、下腹部に力を込め、同部に肩の力を抜いて、ストンと落とす。

これで感情や感覚の刺激衝動が心には感じられても、神経系統にまでは影響をおよぼさなくなります。

これが、天風先生の「**クンバハカ**」と呼ばれる秘伝です。

肛門を意識的に軽く締めると同時に、肩先の力を抜き、肩全体を極めて緩やかにします。さらに下腹部、具体的には、臍下丹田《せいかたんでん》に力を入れます。

こうすることで、副交感神経を優位にするのです。

そうしてから、できるだけ静かに、できるだけ長く、そして深く呼吸する。

このとき、呼気と吸気のバランスは二対一。ゆっくりと吐くときに八秒かけたなら、吸うときは四秒という具合です。これがセロトニンの分泌を促してくれます。

ストレスが加わったときや、痛みがあるとき、人間は胸式呼吸になってしまいます。胸式呼吸を行うときに肩をすぼめてしまうため、呼吸はさらに浅くなります。こうなると、交感神経優位の状態を引き起こしてしまいます。

さらに、呼吸が浅くなれば酸素量が減り、組織への血流が減り、ますます悪循環を引き起こしていきます。脳が視床下部に命令を出し、血流をほんの少し調整するだけで、全身の数パーセントに血流障害が起きてしまいます。

このような状況を阻止するのに、天風先生の秘伝は非常に有効ですが、とりわけ自分自身で一番弱いと思っているところには効果的です。

この呼吸法は、従来の呼吸法のように「十分に下腹部まで息を吸い込む」ような意識的な動作は不必要で、もっと簡単に、誰にでもできるものです。

こんな簡単な方法で、ストレスは素通りしてくれるのです。副交感神経優位になればいいのです。

ぜひ、チャレンジしてみてください。


そして、鏡を見ながら、自己暗示をかけてみましょう。

「お前は怒らない」、「何も悩むことはない」、「悪いことは起こらない」……。

鏡の中で自分と対面していると、余計な迷いが働かないのです。

鏡を見れば、文字通り、自分というものを客観的に見ることができます。また、自分が厳粛な表情になれば、相手も全く同じ表情になります。いわば自分の声を自分で聞いて、その効果が二重に働くのです。

最後に、嘘でもいいから、鏡の前で笑ってみてください。

そして、あなたがとびきりの笑顔になれるように歌——あなたにとって人生哲学の歌と言える大好きな歌を、大声で歌ってみましょう。

●がん治療の基本を知らないことからくる悲劇

がんの治療は「切る（手術）、焼く（放射線）、殺す（抗がん剤）」です。

そもそも抗がん剤の歴史は、第一次世界大戦のさなかに合成された強烈な毒ガスです。

１９１７年にドイツ軍はわずか10日間で２５００トンのイペリットをバラまいたのです。その後、フランス軍もイギリス軍も「眼には眼を、歯には歯を」というようにまきちらしたのです。

この毒ガスが後年、抗がん剤に生まれ変わったのです。「毒をもって毒を制す」です。軍事産業の廃棄物再利用です。

これらが日本医療費の75％を占めているのです。

抗がん剤は、がん組織を殺すよりも、正常細胞まで殺してしまい、免疫機能をぐんと下げてしまうのです。「私はがん患者だから」でネガティブなレッテルを貼ってしまうのです。

●身体に「ありがとう」と感謝するだけでも、いい方向にすすむ

人間は健康でいるのが前提だから、その本来のあり方をしていないのが問題なのです。健康だから元気ではなくて、元気だから健康なのです。

まずは、病気になる原因を直すことが大切であり、これを薬だけで治そうとしても無理なのです。病気になったときをきっかけに、そのライフスタイルそのものを根こそぎ改革することが必要なのです。もちろん、病気になって闘病生活をしている人とその家族に「反省しろ」などとはいえません。

抗がん剤の治療中、熱が出れば下熱剤、痛みには鎮痛剤、吐気には吐気止め、便秘には下剤等々、ある症状に対してはあらゆる対処療法はあります。しかし、これらすべてが免疫力を低下させてしまうのです。

熱が出て組織を修復し、免疫力を高めて、痛みは血流を回復させようと身体は頑張っているのです。

いままで頑張ってきた身体に「ありがとう」と感謝するだけでも、今使っている抗がん剤や対処薬も効率がいい方向にすすみます。

補助的療法として、交感神経過緊張を和らげる「星状神経節ブロック」、免疫力を高めてくれる「テラヘルツ療法」、分子レベルから改善する目的で「ＡＷＧ療法」をすすめています。体にとって害になることは何もありません。

第3章

現代型栄養失調時代に対処する法

カロリー一辺倒の考え方はまちがい

●小学校の給食メニューを見たことがありますか

カロリー一辺倒の誤った栄養学を改めなくてはいけないと思います。「高たんぱく、高脂肪、高炭水化物」と、「ビタミン、ミネラル、ファイバー、フットケミカル、核酸の不足」が「現代型栄養失調」を作っているのです。

食事療法で糖尿病が良くなっていますか？　運動でダイエットできましたか？　カロリー計算にもとづいた食事や運動だけで〝糖尿病〟も〝ダイエット〟もうまくいかないのは、栄養バランスを考慮に入れないために、不足した栄養素を補おうと「偽りの栄養学」を信じたのが、そもそもの誤りだったのです。

小学校における管理栄養士の給食メニューを見たことがありますか。「酢ブタ」に「油パン」。どう思いますか。さらに「牛乳」。自然界に存在しない異物、毒物については全く考えていません。さらにバランスや見た目も考慮していません。糖尿病の食事指導に「中濃ソース」についての項目はありません。中濃ソースの糖分量はスゴイ！　50％糖分です。デリシャスソースは糖分55％です。

その添加物は？　等々考えたら……。

●「腹八分目に医者いらず、腹六分目に薬なし」

大食、過食すれば、消化したあとの老廃物が腸に長くたまってしまいます。そこから再吸収された毒素が血液を汚して、さまざまな病気の引き金になってしまいます。ですから、老廃物を排泄することに対して、もっともっと注意を払わなくてはならないのです。

この「老廃物」が、かつては母なる大地を豊かにし、野菜、くだものを育ててくれたのです。今では、化学肥料に農薬、があたり前になって、栄養価がどうなっているのかわかりません。自家菜園（有機肥料、無農薬）で育てたトマト、ブロッコリー、ほうれんそうは別物と感じてしまいます。栄養価を信じてすすめます。

例えば、「痛風」です。ビールが駄目、プリン体が駄目。そうではありません。アミノ酸が入っているつけもの、納豆を食べたって高尿酸血症になります。ストレスに水分不足も忘れてはなりません。

どうしたら「痛風発作」を起こさなくするか。発作を起こす針状結晶を作らなければいいのです。ビールのおつまみにビタミンAを含んだものを選び、水分を補給し、おいしく楽しく飲むことです。

アーモンドにピーナッツ、ニンジンのきんぴら、あじにいわしなんて最高です。居酒屋さんメニューになってしまいました。

●欧米人と日本人は遺伝子が違う

欧米人と日本人では遺伝子は明らかに違います。欧米人は、寒冷で降水量が少なく十分な穀物が生産できず、肉や乳に頼って生活してきたため、それに適した生理機能が備わってきたのです。

一方、温暖で穀物の生産が十分な日本では、肉に頼らなくてもいいようになっているのです。あえて不足ぎみなのはカルシウムです。

腸の長さも、日本人は欧米人よりずっと長く、草食動物に近いのです。縄文日本人とほとんど変わりないのです。

肉を消化したあとに残るインドールやアンモニアなどによる有害物質が腸内に発生し、そして腸から再吸収されるのだと気づいてください。

そして、早食い、過食は駄目です。遺伝学的にも、摂食中枢・満腹中枢にとっても、いいことがないのです。

人間は、生物学的に命ギリギリの生活をするのが本来の姿で、豊富に食べられるようになったのはごくごく最近で、それも地球上で限られた地域のことでしかありません。こうしたことから、人間の体には食べる機会があったときには、ひたすらエネルギーをため込もうとする仕組があるのです。

南太平洋の島国の人に「肥満」が多いのはそのためなのです。これらの島国の人々も、自然災害後の食料援助でタロイモから高カロリー、高脂肪になり生活習慣病が増えてしまったのです。

これは、「量」は変わらないが、「質」が変わってしまったのです。

昔の栄養失調は、燃料そのものがないため燃えなかった状態だったのですが、現代では、燃料はたっぷり入れながら空気が不足しているために不完全燃焼を起こしているようなものです。

火は消えていませんが、いつまでもくすぶっているという状態でしょう。「焼け棒杭《ぼっくい》に火がついた」状態がメタボリック・シンドロームです。どうすれば病気にさせないかが議論されていないからです。

たしかに食生活は豊かになった、バリエーションも豊富になりました。でも、数字の魔術、カロリー計画一辺倒の考え方を変えなければならないのです。

そして、交感神経過緊張状態になる生活を見直さなければならないことに気づいてください。

太陽の恵みに感謝することから始めましょう。

●明らかな肥満の人以外、やたらにダイエットするのはよくない

現代社会のストレスの主なものは、「人間関係」に「ダイエット」ではないでしょうか。

通販の年間売りあげNo.1は「ダイエット食品」だそうです。

ダイエットすることによって筋肉、骨は脆くなり、イライラし、耐糖能異常をおこし、さらにイライラがつのります。そしてうつになり早死するそうです。

肥満遺伝子を持っているのは日本人では3人に1人です。肥満遺伝子を持っているとカロリー消費量が少なく、食べる量が少なくても、太ってしまうのです。

ふつう以上に食べても太らない人もいるでしょう。そういう人はカロリー消費をする遺伝子を持っているのかもしれませんね。

肥満遺伝子によって太りやすくなっている人に、カロリー制限しても、無理な運動をしても効果がないのです。

最近、話題の「糖質制限食」を続けている人では、がんの死亡率は男性1・7倍、女性1・3倍、心筋梗塞の死亡率は男女とも1・4倍という報告があります。

「おいしいという欲望のままに脂肪を摂りすぎ、それがさまざまな病気を引き起こすのだ」とまず、肝に銘じてください。

内臓脂肪は巨大な内分泌臓器なのです。

脂肪組織はエネルギーを貯めるだけではありません。アディポネクチンやTNF-α、アンジオテンシノーゲンという物質を分泌しています。

アディポネクチンは糖代謝をスムーズにして動脈硬化を予防する働きのある生理活性物

質で、内臓脂肪が増えて肥満になると、このアディポネクチンが減り、インスリンの働きが低下（インスリン抵抗性）します。

TNF-αやアンジオテンシノーゲンは脂肪が増えると増加し、TNF-αはインスリン抵抗性を、アンジオテンシノーゲンは血圧を上昇させます。

難しいことはいいません。明らかな肥満の人はともかく、体重の面で問題のない人がやたらとダイエットしたがるのはよくないのです。

「少し小太りの人のほうが死亡率は低いし健康」なのです。

過食に早食いは小腸にとってよくありません。ゆっくりとおいしく食べる。その秘訣は、じょうずに旨味と色どりを工夫することです。

食事から摂取しなければいけない必須脂肪酸

●オメガ-6が過剰で、オメガ-3が決定的に不足している現代の食事事情

オメガ-3とオメガ-6は、「必須脂肪酸」といわれます。「必須脂肪酸」の必須とは「必ず必要」なものです。

人間は、60兆個という細胞から作られており、一日に3千から6千個の細胞が壊され再生されています。このときに、この必須脂肪酸がかかわっているのです。

オメガ-3、オメガ-6の必須脂肪酸は、細胞膜の構成要素になったり、体のほとんど全ての機能に関係していて、体に不可欠なものに関わらず、人間は、この二種類の脂肪は体の中で自分では作れずに、食事から摂らなければならないのです。

これに対し、「飽和脂肪酸」というものもあります。動物性脂肪の代名詞のようになっている飽和脂肪酸は、必要なら体の中で作られるので、食物から必ず摂る必要があるわけ

ではありません。そして、飽和脂肪酸というものは、字のごとく満腹した脂肪で、安定していて生命反応は鈍いのです。

必須脂肪酸は、不飽和状態であり、不安定な代りに生命反応が強く〝敏感〟です。細胞は細胞膜を通じて栄養を取り入れたり、老廃物を細胞の外に出したりしています。細胞膜は細胞にとって死活にかかわる重要性をもっているし、その生命活動の最終単位なのです。その細胞膜の構成要素である必須脂肪酸とは、それだけ重要なのです。

脳の構成要素の60パーセントは脂肪です。いろいろな脂肪酸から構成されていますが、このうち、もっとも多いのがオメガ-3とオメガ-6の系列の脂肪酸です。オメガ-3のほうがオメガ-6よりも多く含まれています。

脳の細胞の間では神経刺激を伝達したり、外からの刺激を受け取ったりする反応が、休むことなく盛んに行われています。休むことなく盛んにといったのは、生命反応の鋭い脂肪が必要なので、このオメガ-3とオメガ-6が、脳に多くあるのです。

必須脂肪酸は、自分で作れないので、必ず食事から補給しなくてはならないのですが、現代の食事事情はオメガ-6が過剰にとられているのに対し、オメガ-3が決定的に不足してしまっているのです。

オメガ-3とオメガ-6の比率は1対1が望ましいといわれていますが、日本人は1対4、アメリカ人は1対20〜30です。

オメガ-3の摂取が不足し、オメガ-6、さらに飽和脂肪酸、トランス脂肪酸を過剰に摂取しているということです。

●アラキドン酸を多く含む肉類や乳製品を極力減らそう

どうしてこうなってしまったのでしょうか？

①穀物の精白技術の発達

②いわし、あじ、さば等ＤＨＡ、ＥＰＡを多く含んだ食生活から豚肉、牛肉に傾斜した

③油脂の製造方法の変化

等々があげられると思います。

次の項で「プロスタグランディン」という第三のホルモンの話をいたしますが、その前にオメガ-3とオメガ-6について説明したいと思います。

オメガ-3とオメガ-6は、「プロスタグランディン」の原材料です。

オメガ-3は、プロスタグランディン3型というものを作ります。その作用は、血管を拡張し、血圧を下げ、免疫力を高め、炎症や痛みを抑え、インスリンのはたらきを助けるなど、多くの作用があります。

オメガ-6は、γ《ガンマ》-リノレン酸から炎症を起こすプロスタグランディン2型と、その反対に炎症を抑えるプロスタグランディン1型を作ります。消炎鎮痛剤を服用すると痛みが抑えられたのに、胃が痛くなる作用です。このように、プロスタグランディンには二面性があります。

オメガ-6が増えると、炎症がおこりやすくなってしまいます。

オメガ-6をどんどん摂ることによって、「アラキドン酸」を作りすぎてしまいます。「アラキドン酸」のサプリメントがありますが、これが増えると、プロスタグランディン2型ができてしまい、脳に炎症をつくり、アルツハイマーを発症する危険性があるので、絶対にやめてください。

またアラキドン酸を多く含む肉類や乳製品を極力減らしてください。やめろとはいいません。良質のたんぱく質はどうしても必要なのです。すくなくとも体重の千分の一は必要です。牛より豚、豚より鶏がいいと思います。

主な食物に含まれるオメガ-3系列の脂肪酸

食品名	脂肪酸熱量（可食部100g当たりのg）	脂肪酸量（脂肪酸熱量100g当たりのg）	
		DHA	EPA
精白米	1.61	—	—
大豆（国産）	16.67	—	—
牛肉（和牛）	14.63	—	—
鶏若肉（手羽）	13.33	0.7	0.4
豚肉	13.65	—	—
普通牛乳	3.19	—	—
まぐろ	20.12	14.3	6.4
ぶり	12.48	14.3	7.2
さば	13.49	13.2	9.0
さんま	13.19	10.6	6.4
うなぎ	19.03	7.0	3.9
まいわし	10.62	10.7	13.0
にじます	6.34	15.5	3.9
鮭	6.31	13.0	7.8
あじ	5.16	14.5	7.9
あなご	8.58	7.7	5.5
うるめいわし	3.35	18.9	8.2
いかなご	2.47	24.9	18.4
かつを	1.25	24.8	6.2
まだい	2.70	11.0	5.8

（資料：科学技術庁資料調査会編「五訂日本食品標準成分表」）

●オメガ-3の効果は、賢脳をはじめとしてすごい

1970年代の、縄文日本人と同じ遺伝子を持っているグリーンランドのイヌイットの研究です。この地域の人々はヨーロッパに住んでいる人よりも、心筋梗塞、気管支喘息、糖尿病、リウマチを代表とする疼痛性疾患などがはるかに少ないことがわかりました。

1961年から1991年の30年間における36カ国に及ぶ地域相関関係研究でも、魚の摂取量と全死因、虚血性心疾患、脳卒中の脂肪率との間に逆相関が観察され、魚の摂取の有効性が立証されています。

オメガ-3の「生化学的効果」として次のことがあげられます。

①体内の脂肪を正常化
②プロスタグランディンを正常化したり、そのバランスを取り直させる
③過剰な食欲を減らす
④インスリンと血糖レベルを安定させる
⑤免疫機能を強化する
⑥食物繊維と好酵素バクテリアの増加
⑦血中の脂肪を正常化し、コレステロールを低下させる

⑧体温調整機能を正常化
⑨全体的な健康状態がよくなる

オメガ-3の「臨床的効果」は次のようです。

①肌、髪、手の状態がよくなった。スタミナ、バイタリティ、機敏さ、生への意欲が向上
②筋肉の動きがスムーズになり、その他多くの体の機能が改善された
③食物への過剰な飢餓感や大食いがなくなった
④食物アレルギーが克服され、その他の病気も治りやすくなった
⑤消化器官の働きが正常になり、ガス、便秘、その他の消化管系のトラブルがなくなった
⑥循環器系が強化され、思考力も明晰になった
⑦体脂肪が燃やされ、寒暑に対する抵抗力が向上し、気分よく過ごせるようになった
⑧生活の質が向上、等々があります。

一番有名になったのが、賢脳効果ではないでしょうか。

●サプリメントで摂取可能だが「サプリメントだから安心」は禁物

これらの報告をもとに、魚を食べる習慣が少なく、心臓病を始めとして循環器系疾患が

死亡の上位を占める欧米では、これらの脂肪酸をサプリメントとしての摂取が普及しました。

日本でも「サプリメントブーム」で、この魚油DHA（ドコサヘキサエン酸）の〝賢脳効果〟というようなキャッチフレーズのもとに、記憶・学習能力に対する作用が一般に広く認められています。

サプリメントのような形で、あるものだけを摂取することによって、あるもののバランスを壊してしまうこともあります。「サプリメントだから安心よね！」と思わないでください。ある臓器にとって良いこともあるでしょうが、ある臓器には良くないこともあるのです。

たとえば、脳に対して、アラキドン酸、イチョウの葉エキスはやめたほうがいいと思います。

DHAは、空腹時には服用しないでください。食事直後がいいです。食事によっても薬剤の消化吸収が増大し、血中濃度が急速に上昇してしまうことがあります。副作用として、発疹、貧血、悪心、腹部不快感、下痢、肝機能障害、出血、浮腫、動悸などがあります。

オメガ-3の、α-リノレン酸、EPA、DHAを個別に大量摂取しても、人体のもつホメオスタシスにはなんら意味がありません。

●自然界に存在しない狂った脂肪「トランス脂肪酸」の危険

高級サラダ油を知っていますか？　綿実、ヒマワリ、ベニ花、ゴマ、エゴマ等々いろいろあります。綿実、ヒマワリの収穫を大量に確保するためには多量の農薬をつかわなければいけないのです。そこには残留農薬の問題があります。

そして、その「抽出法」です。

昔ながらの方法は「コールドプレス法」といって手間ひまかけて抽出したのです。日もちが悪く、しょっちゅう買いかえなければならなかったのです。

「どこで油を売っていたの？」は、近くの油屋さんに行って、なかなか帰ってこなかったのが語源です。

現在広く行われている製油法では、大変複雑な過程を経て抽出されています。第二次世界大戦中、食料もなく、物価もどんどん上がっているときに唯一値下がりしたのが「サラダ油」です。

大変複雑な工程で作られているのに、栄養価は低くなり、本来材料のもっている栄養物質は変性したり、とり除かれたりしています。

さらに「トランス脂肪酸」という自然界に全く存在しない、いわゆる〝狂った脂肪〟があります。

さらにさらにです。スーパーの店頭で日持ちがするように水素添加物も加えられている狂った脂肪「トランス脂肪酸」は、体の細胞の細胞膜の中に入り込み、細胞膜および細胞の働きを狂わせ、また体内でビタミンCなどの栄養物質を食い荒らしてしまうのです。

食事から摂取されたトランス脂肪酸は、脳に運ばれ、しかもＤＨＡのすぐそばに入り込み、脳の思考プロセスを混乱させてしまうのです。

トランス脂肪酸は酵素の働きも邪魔をするので、必須脂肪酸のγ-リノレン酸、ＤＨＡ、プロスタグランディンといった脳に欠かせない物質にも多大な影響を与えてしまうのです。

●「植物性マーガリン」はゴキブリも食べないプラスチック

心筋梗塞で死亡した剖検では、変化した不飽和脂肪酸が多数見つかっています。その他多くの心臓病との関わりが報告されています。

オメガ-3が不足していると、トランス脂肪酸レベルが数倍も上がってしまうのです。「植物性マーガリン」とは、あのゴキブリも食べないプラスチックなのです。

トンカツ、唐揚、ハンバーグを食べる場合、本物の油を使っているかどうかたしかめなくてはいけないのです。

「カネミ油」公害よりひどいのですよ。

チェックリストを作ってください。

米国心臓協会（AHA）の報告です。「食品業界からトランス脂肪酸が消えれば、（米国）予防できる心筋梗塞は年間1万〜2万件、冠状脈疾患による死亡は3000〜7000件との米疾病対策センター（CDC）による試算もある。」と。

（　）マーガリン
（　）ショートニング
（　）マヨネーズ
（　）クラッカー
（　）ポテトチップス
（　）トルティーヤケチャップ
（　）サラダドレッシング
（　）フライ

（　）チキンナゲット
（　）シュークリーム

第三のホルモン「プロスタグランディン」

●体内での生理活動に大きな役割を果たしている生理活性物質

切り傷や火傷などで組織が傷ついたとき、その部位ではいくつかの物質が分泌されています。

ブラジキニンと呼ばれるペプチド（低分子のたんぱく質）です。ブラジキニンが分泌されると、痛みを感じとる神経が過敏になり、患部周辺の血管壁の細胞と細胞の間に隙間ができます。

すると、その血管壁の隙間から血漿と感染を防ぐ白血球、つまり膿がしみ出してきます。こうして炎症が起きるのです。

体液が感染を防ごうと闘っていると、さらに「プロスタグランディン」と呼ばれる物質

プロスタグランディンがコントロールしている体の機能の例

●痛みを起こしたり逆に痛みを止める
●眼球、関節、血管の中の血圧を変える
●出産、流産、生理のトラブルなどに関係
●血圧の拡張と収縮
●側副血行路（血管の迂回路）を増やしたり減らしたりする
●内分泌ホルモンを標的器官に送り出させる
●消化器官、眼、耳、心臓、動脈などの筋肉の自動的反射をスムースに行わせる
●細胞中のカルシウムやイオンの出し入れをコントロール
●アナフィラキシー・ショックに関連
●十二指腸潰瘍を防ぎも起こしもする
●利尿や塩分の体内保持をコントロール
●血栓の形成に関係
●発熱に関係
●組織のむくみに関係
●胃の消化液の分泌をコントロール
●鼻腔の粘膜の収縮に関係
●アレルギーやリウマチ様関節に影響をおよぼす
●陽焼けの炎症や皮膚の色をコントロール
●神経刺激の伝達をコントロール
●細胞分裂の促進
●皮膚からの水分の放出をコントロール
●ステロイドの生成を促進

が分泌されます。この物質が作用すると、どんなに小さな炎症でも、私たちの体全体にその情報が伝わります。

私たちが怪我をしたり、どこか傷《いた》めたりすると、全身の組織がプロスタグランディンを作り始めるのです。

プロスタグランディンの作用は、多岐にわたり、「第三のホルモン」と言い切ってもいいでしょう。

プロスタグランディンの生理作用を簡単に示すと、血液の凝固、血圧のコントロール、胃粘膜の保護、出産時の子宮収縮などがあります。免疫系にも作用します。

消炎鎮痛剤の開発及び作用機序がおわかりになったと思いますが、「痛み」、「腫れ」、「発熱」が抑えられるのはプロスタグランディンが作られるときに必要な酵素「シクロオキシナーゼ」（COX）の働きを防ぐからです。この酵素が働かなくなると、組織はプロスタグランディンを合成できずに、炎症反応が鎮まるのです。

痛み、腫れ、発熱は、生命が発するメッセージです。たしかに不快ですが、このような症状が出なければ病気に気づくのが遅れてしまいます。

痛みに対して消炎鎮痛剤を服用すると痛みは軽減します。薬効が切れると再び症状が出現します。これは血流の増加、大量の酸素が栄養を患部に送って組織を修復しようとしている「治癒反応」なのです。

まとめてみますと、健康なときには拮抗するふたつの生化学的作用のバランスがとれ、防衛修復に必要なとき、必要な部位にだけ炎症を起こし、役目を終えると炎症を治める。炎症の促進や抑制の過剰はその生化学的アンバランスを意味し、それが病気につながっていくのです。

●プロスタグランディンは体の機能を自由にコントロールする

狭心症では、心筋が攣縮を起こして冠動脈をせばめ、その結果、酸素の供給が遮られて痛みが生じます。

腰痛、頸部痛、肩こり等の慢性疼痛性疾患や心身症もプロスタグランディンを使って、血流をちょっといじって症状を出すのです。

この現代のストレス時代、様々な情報があふれています。いやでも日々、不安をかかえて生活しなければなりません。心の奥深くかくれている「抑圧された感情」を身体の痛みや病気という症状で、心から身体に目を向けさせれば「心」は安心していられます。私は、「交感神経過緊張症」の発症と考えています。

心というか脳にとっては、身体に注意を向けさせるために、不安をかきたて、血流を利用することなんて、たやすいことだし、便利な戦法だと思います。

血流は、酸素を運んでいます。初期に出てくる症状は、「シビレ感」です。心というか脳は、この血流をすこしだけ、親主の顔色、反応を観察して、微妙に調整するのです。身体は、これに反応し、場合によっては指令以上に血流を減少させるのです。これが「発作」です。

○食道の攣縮は窒息を起こす
○大腸の攣縮は下痢を起こす
○脳へ行く血管の攣縮は偏頭痛を起こす
○子宮の攣縮は生理痙攣を起こす
○姿勢筋の攣縮は腰痛、頸部痛、肩こりを起こす
等々。

血液の正確な凝固を促すのに必要なプロスタグランディンとして知られるのが「トロンボクセイン」です。これがなくなればケガの時に出血が止まらず出血死してしまうくらい大切なものです。

しかし、プロスタグランディンが過剰だと、動脈を収縮させたり、血小板が凝集して動脈壁にくっついたりするので、血栓ができて心臓病や脳卒中を促進する要素になります。

血液を固まらせて出血から人間を救う同じプロスタグランディンが、血管内にトラブルを起こす役割をしてしまうのです。

この危機にどう対処すればよいか

●21世紀の公害「電磁波ストレス」

携帯電話、パソコン、無線ＬＡＮ等々に囲まれて生活していると、私たちの身体も長時間、電磁波を帯びてしまっているのです。

電子レンジ、携帯電話、テレビなどに使われている１ギガヘルツ以上の高周波の電磁波には、分子を振動させる発熱作用があり、脳腫瘍や白内障、無精子症などを発症するといわれています。

家電製品や高圧送電線から発生する1ギガヘルツ以下の低周波で細胞からカルシウムが溶け出し、細胞分裂やDNAに異常が起こって、がんがみつかるなどの影響がわかってきました。

イギリス文部省は、「16歳以下の児童は緊急時を除いて携帯電話の使用を控えるように」と指示しています。

スウェーデンでは、携帯電話使用者の脳腫瘍発症率が、不使用者の2倍もありました。

カリフォルニア州では、携帯電話を直接耳に付けて使うことは違法とされ、イヤホン使用が義務づけられています。

フランスでは、妊婦さんが携帯電話をお腹に近づけないように勧告されています。

日本では、2002年国立環境研究所などが実施した疫学調査により「電磁波の平均的な強さが0・4マイクロテスラ以上の生活環境で暮らす児童は、小児白血病の発症率が2倍以上となる」と報告しています。

有害な電磁波を強く受け続けると、脳の電位が高まり、神経末端から放出されるホルモンや化学物質の分泌に異常が生じます。さまざまなホルモン分泌に異常が生じると、免疫異常やがんが発症してしまいます。

超低周波は、免疫システムにかかわるホルモンのメラトニンや免疫グロブリンなどの生成を低下させたり、遺伝子を傷つけ、がんが発症するなど健康を損なうという研究報告が数多くあります。

普段使っている「電子レンジ」もそうです。遺伝子を傷つけられたものを食べることになってしまうのです。

電子レンジを改良すると殺人兵器プラズマ兵器に変わるのですよ。

●骨粗しょう症とホルモンD

女性の骨は38歳前後より徐々に脆くなり、更年期以降一気に脆くなります。これは女性ホルモンが減り、副甲状腺ホルモンの働きが活発になって、骨からカルシウムを引っぱり出されてしまうからです。

都会のお婆ちゃんと田舎のお婆ちゃんでは、田舎のお婆ちゃんのほうが腰が曲がっているように思っています。これは肉食等良性タンパク質の摂取量の違いかもしれません。

ここで肉食の話をしましたが、肉を多く摂ることによってカルシウムが引き出されてしまいます。

骨、軟骨を作るのは「カルシウム」と考えている人が多いと思います。骨には牛乳、小魚がいいと思われています。これは「牛乳神話」によるものです。

骨・軟骨は、まずタンパク質がなければ形になりません。コラーゲンを作るにはビタミンCとI型コラーゲン（魚型コラーゲン）、プロテオグリカンを作るにはビタミンA、グラタンパクを作るにはビタミンKが必要です。

さらに、ビタミンDの登場です。

ここからすこし詳しく、ビタミンDの話を進めます。

●日本人は慢性のビタミンD不足

ビタミンDは「小腸からのカルシウムの吸収を促進する」「血液中のカルシウムを骨に運搬し沈着させる」、「カルシウムが不足したときには、尿中に排泄されないように腎臓から再吸収する」ことはよく知られています。

ビタミンDは魚介類、きのこ類、卵類に含まれています（173頁参照）。

ビタミンDは、ホルモンとして働くいくつかの活性代謝物を持つプロホルモンです。

ビタミンＤの不足によって、高血圧、脳・心臓病、がん（大腸がん、乳がん、前立腺がん、肺がん、膵がん）、メタボリック症候群、肥満、慢性腎臓病、糖尿病、自己免疫疾患、感染症、関節症、精神・神経疾患（うつ病、統合失調症、アルツハイマー型認知症、パーキンソン氏病）を引き起こします。

日本人は、慢性のビタミンＤ不足だといっても過言ではありません。

日光浴（皮膚内のコレステロール）が大切なのですが、シミ、ソバカスが嫌だから、皮膚がんが恐いからといって避けてしまいがちです。日本人は紫外線で皮膚がんになることはまずないと遺伝学者が言っています。

ビタミンＤには次のようながんの予防作用があります。

①　腫瘍の血管新生を抑制する
がん細胞は新たに血管を作ってどんどん栄養を取り込もうとしますが、ビタミンＤは血管の新生を抑えてがん細胞に栄養がいくのを防ぐ。

②　腫瘍細胞の増殖を抑制する
細胞増殖に関与する酵素系、もしくは増殖シグナルを抑制して、腫瘍細胞増殖を抑える。さらに腫瘍細胞にあるビタミンＤ受容体と結合して、がん抑制遺伝子に働きかける。

③　がん細胞のアポトーシス（予定された細胞死）を促進する
細胞にはそれぞれアポトーシス、いわば寿命がありますが、がん細胞は突然変異によって寿命が短くなるのです。

活性ビタミンDの服用によって、全がん発症率の低下、死亡率の低下が報告されています。特に女性の大腸がん、乳がんの予防効果も認められています。

●牛乳神話にまどわされないように

「牛乳をたくさん飲むほど乳がんになりやすい」

「大腿骨骨折の原因は牛乳だ」

乳牛を育てる際に、成長ホルモン剤等の投与、乳牛が感染症にかかれば抗生物質が使用されます。餌になる牧草や飼料の栽培過程でも農薬が使われています。これらが母乳に移行して、これを飲んだ人の体内に入る訳です。

牛乳が製品となる過程で、超高温瞬間殺菌法（120～150℃で1～3秒）［UHI］が行われています。さらに「ホモゲナイズ」（乳脂肪を砕いて均質化する）されると、過酸化脂質がどんどん作られてしまうのです。

過酸化脂質が体内に入ると、血管内にとどまり動脈硬化のリスクが高くなってしまうのです。前立腺や乳房など、毛細血管が集中する組織で血管が詰まると、組織のがん化の要因になります。２００８年厚労省の研究班は、乳製品の摂取が前立腺がんのリスクと関連ありと報告しています。

ハーバード大学では、7万8千人ほどの女性を対象に12年間、追跡調査を行い、乳製品の摂取と骨折の関係を検証しました。結論は、「骨折は乳製品を摂取するほど多く、大腿骨頚部骨折の増加の危険度は、乳製品由来のカルシウムに関係している」と。

その他の報告もたくさんあります。

「動物性たんぱく質をもっとも多く摂取していた女性は、植物性たんぱく質を摂取していた女性よりも、骨量の減少と大腿骨頚部骨折のリスクが3・7倍高く、動物性たんぱく質の摂取量を減らすことが骨粗鬆症に大切」と米国国立衛生研究所が報告しました。

日本の厚労省はどうでしょう？

骨折よりも、もっと怖い話もあります。

どういう状態で搾乳されていると思いますか？

経済効率を最優先する酪農では、妊娠中の牛からも大量に搾乳されています。妊娠牛から搾乳すると、エストロゲン、成長ホルモン、IGP-1等が含まれているのです。エストロゲン、IGP-1は乳腺細胞を増殖させ、乳がんの引き金になるのです。IGP-1は前立腺がんのリスクが高まります。

あの遺伝子組み換えで有名なモンサント社の、遺伝子組み換え牛成長ホルモン（rBGH）の使用です。乳がんと前立腺がんのリスクです。

乳をだす牛ほどIGP-1が高いのです。

●内部被曝した食品

福島原発事故でどのくらいの放射性物質が大気中にバラまかれたかは不明です。ただ、ヨウ素131、セシウム137、ストロンチウム90、プルトニウム239を含めた放射性物質が200種類も放出されたことは事実です。

震災発生から10日後の3月21日、ICRP（国際放射線防護委員会）から日本政府に、「年間被曝基準を、1ミリシーベルトの基準を20～100倍にせよ」と声明が出されました。

広島大学・神谷研二、長崎大学・山下俊一、高村昇ら御用学者らは、「年間１００ミリシーベルト以下なら心配ない数値である」と発言、重鎮の一言で情報は一切もれなくなりました。

日本国民を「パニックにさせない」ための大嘘です。あのロシアもしないことを、平気で堂々と、数十年後どのような事態になるかもわかっているのに、です。

外部被曝よりも、今後長期にわたり深刻なのは食べ物から体に摂り込まれたことによって起こる「内部被曝」の問題があるのです。

ヨウ素１３１は、甲状腺に集まり、甲状腺障害やがんを発症します。

セシウム１３７は、筋肉のほかにも肝臓、腎臓、生殖器、そして甲状腺に蓄積し、ヨウ素１３１と共にはたらいて、さまざまな病気をひきおこします。

ストロンチウム90は、カルシウムと性質が似ているために骨に蓄積しやすく、なかなか排出されない放射性物質です。骨髄にダメージを与えて、白血球の生産を妨げ、がんや感染症など、あらゆる病気にかかりやすくなります。脳にもダメージを与えます。

プルトニウム239は、鉄に似ているため、呼吸によって肺に入ると、肝臓や腎臓に蓄積します。プルトニウム239はきわめて毒性が強く、半減期も2万4000年と長いので「人類が遭遇した最悪の毒物」といわれます。精子や卵子のDNAに壊滅的なダメージを与え、次世代の健康にまで危険にさらすのです。

やっかいなことに、これらから放出されるベータ線、アルファ線は、食品から人体に蓄積された放射線を測定することは、「不可能」なのです。

福島原発事故によって、大量の放射性物質が空に、海に、そして地下に流出され続けています。海水も、土壌も汚染され、福島県ばかりでなく、近隣県からも高レベルの放射性物質が検出されています。

●必要なヨウ素、カリウム、カルシウム、鉄

内部被曝は、汚染された水を飲んだり、野菜、果物、魚類を食べる、また、肥料や堆肥、餌から、食物連鎖の頂点にいるヒトの体内に入っていくのです。

セシウム137やストロンチウム90など膨大な量の放射性物質が海に捨てられ続けています。海水に混ざった放射性物質は、植物プランクトンに食べられ、植物プランクトンは動物プランクトンに食べられ、動物プランクトンは小魚に食べられ、小魚は大形魚に食べ

られます。

魚の骨や内臓に蓄積し、市場から出た骨や内臓は加工され魚粉になって、魚粉は配合飼料に混ぜられ、養殖漁業や養鶏業で使われます。こうして養殖魚さえも汚染されます。牛や豚も同様です。

食物連鎖をつづけるうちに放射性物質は濃度がどんどん高まっていき、数千倍から数万倍に濃縮されてしまいます。それを食べているのが、私たちなのです。

放射線の汚染は、味も変わらないし、どれだけ汚染されているかは測定不能ですから、誰にもわからないのです。あの中国ですら、「福島県の全食品」を輸入規制しています。

政治家や官僚、東電社員の在職中は「安全だ」ということです。

私たちはどう対処すればいいのか？

ヨウ素131には**ヨウ素**、セシウム137には**カリウム**、ストロンチウム90には**カルシウム**、プルトニウム90には**鉄**を摂り、腸管から吸収させないようにすることが大切なのです。

正しい食事から摂った十分な栄養素で満たしておけば、放射性物質が吸収されなくなるはずです。

第4章

キッチンに置く「栄養学」

1 ビタミン学

栄養だけを考え、消化吸収を忘れていないか？

口から入った食べ物は、食道、胃、小腸、大腸、肛門を通って排泄されます。この一本の長い管を「消化管」と呼びます。

胃は多量に食べた物を一時的に貯め、小腸に送る。小腸は消化の中枢、免疫の役割を果たし、大腸は水分を吸収、食物繊維（ファイバー）の発酵、便をためておく、ということはおわかりになっていると思います。

噛み砕いて、唾液をまぜ、塩素消毒などを無毒化し、吸収するのです。腸は絶えず食物を消化し、外敵から守る免疫機構を発揮しています。

私たちはそんなことも考えずに、ただひたすら食欲にまかせ、いろいろなものを食べています。

体にとって害になる得体の知れない敵が侵入したとき、食べ過ぎたときに活性化されるのは自然免疫です。バイ菌、トランス脂肪酸、コレステロールはすべて脂肪酸に富んでいます。これに対して獲得免疫（後天的に獲得した免疫）が活性化されます。

腸に、なんと免疫細胞の60％も集まっているのです。

脳を働かせるエネルギー、体を動かすエネルギーを持続するために、消化吸収、免疫機能、解毒機能、排泄機能が頑張っているのを忘れてはいけません。

小腸は、ビタミンを合成し、ドーパミンやセロトニンのホルモンを作ってくれています。セロトニンやドーパミンはたんぱく質の分解産物であるトリプトファンとフェニルアラニンによって腸内で合成されます。たんぱく質の合成にはビタミンＣが必要です。トリプトファンやフェニルアラニンなどのアミノ酸からセロトニンやドーパミンを合成するためには、葉酸やナイアシン、ビタミンB_6といったビタミン類が必要です。

これからの「栄養学」は、ビタミン、ミネラル、ファイバー、核酸、水等の知識がどうしても必要なのです。

キッチンに置いて必要なときにこの章の内容をチェックしてみていただければいいと思

います。

250ページからの日常の食べ物も「一口メモ」として使っていただきたいと思います。

ビタミンは生きるために重要な栄養素

ビタミン（Vitamin）とは、「生命（vita）を与える物質」という意味です。

人類最大の敵、がんをビタミンが倒してくれる、ビタミンはその意味するとおり、生きるために極めて重要な栄養素なのです。それを性質から分けると、以下のようになります。

脂溶性ビタミン…A、D、E、K
水溶性ビタミン…B_1、B_2、ナイアシン、B_6、B_{12}、ビオチン、パントテン酸、葉酸、C

★脂溶性ビタミンの特徴

■脂溶性ビタミンは、生体の脂肪層ととても相性がいいため、皮下組織の脂肪層に集まり蓄積する。その上、一度、脂溶性ビタミンが蓄積したら、水に溶けないため、尿とともに排泄されることはない。

■からだの脂肪層にしっかりと蓄積される、いわば貯金のようなもので、毎日少しずつ消費されていく。
■毎日注意して食事から摂らなくてもよい。
■過剰に摂りすぎると頭痛や吐き気がある。大量のビタミンを摂りすぎることはないので心配はいらない。
■脂溶性ビタミンを摂るときは、脂肪分といっしょに摂らなければ意味がない。体内に吸収されるためには、〝油〟が必要なのである。

★水溶性ビタミンの特徴

■油に溶けにくく、水に溶けやすい。
■過剰に摂っても、体内で蓄積されることはなく、尿といっしょに速やかに排出される。
■貯金が利かないから、毎日、適切な量を摂らなければならない。
■熱、光、空気、温度によっても壊れてしまう。
■調理によって損失するビタミンは、B_1（26％）、葉酸（20％）、ナイアシン（18％）、パントテン酸（17％）、Ｃ（16％）。ビタミンB_2とB_6の損失はわずか３％。

ちなみに脂溶性ビタミンAとEの損失は11%。ビタミンDとKはほとんど損失しない。
■水溶性ビタミンは、脂溶性ビタミンよりも加熱によって破壊されやすい。
■野菜スープにする場合、水溶性ビタミンは具に存在するだけでなく、汁にも溶けているので、汁も飲むこと。

《脂溶性ビタミン》

ビタミンA ——皮膚や粘膜を健康に保つ働き

《多く含む食品》
肉　類—鶏レバー、豚レバー、牛レバー
魚介類—あんこう肝、うなぎ蒲焼き、うなぎ肝、銀だら、ほたるいか、あなご、まぐろ刺身とろ
野菜類—モロヘイヤ、西洋かぼちゃ、にんじん、春菊、あしたば、ほうれんそう、

だいこんの葉、おかひじき、小松菜、つるむらさき、チンゲンサイ、かぶの葉、豆苗、からし菜、洋種菜ばな、タアサイ、にら、せり、パセリ、青ジソ

■〝カロチノイド〟（黄、橙、赤色を示す天然色素）のオレンジ色はからだのなかで酵素によってビタミンAになる。果物のオレンジには無色のビタミンCはいっぱいだが、肝心のビタミンAはそれほど含まれていない。

■食物は色だけで判断してはいけない。鮮やかなオレンジ色をしているかといって、ビタミンAが豊富にあるわけではない。

■オレンジ色でなくとも、**ほうれんそう**、**パセリ**、**ミツバ**、**だいこんの葉**などの緑色の野菜や、牛、豚、鶏のレバーやウナギ、あんこうの肝にはビタミンAがたくさん入っている。

■**活性酸素を消去し、がんの予防効果が高いとされるβ《ベータ》-カロチン**はビタミンAそのものではないが、**からだのなかでビタミンAに変化する**。パセリ、にんじん、青ジソに多く含まれている。

■**油がないとビタミンAは吸収されない**ことを忘れてはならない。β-カロチンは、油に

溶けた状態でなければ吸収率が低下してしまう。ほうれんそうはおひたしよりバター炒めのほうが、ビタミンAはぐんと高まる。

■**動物由来の食べ物にはすべてビタミンAが含まれている。**その理由は、野菜や海藻に含まれているβ-カロチンが動物の体内でビタミンAに変換されるからである。

ビタミンAの効果

■**「とり目」の予防・改善。視覚機能に関係する重要なはたらきを**荷っている。暗い場所での視力を高める。

■**「皮膚や粘膜を強くし、うるおいのある肌にする」**

もしビタミンAが不足すると、皮膚が弱くなるから、ちょっと先の尖ったものにぶつかっただけでも切り傷などができやすくなる。この切り口から病原体が入りやすくなり感染症にかかりやすくなる。

■**子宮頸がんは、ビタミンAの欠乏によって子宮の粘膜が傷つきやすくなり、**この傷口から特定のウイルスがからだに侵入すると発生する。

子宮頸がんは、セックスを通じて、ある特定のウイルス（ヒトパピロウイルス）がパートナーから感染することによって発生する感染症のがん。

■ビタミンAが不足すれば、肌に張りもなくなり、美容には悪い。

■皮膚や粘膜が弱くなるので感染症にかかりやすくなる。

■胃腸系、呼吸器系、生殖・泌尿器系の病気にかかりやすくなる。

■免疫力が弱くなると、体内にできたとても小さながん細胞を殺すことができない。体内ではたえず小さながん細胞ができているのだから、この小さながん細胞がどんどん増えて大きくなり、ほんとうのがんが発生してしまう。

■ビタミンAは骨を正常に育てる。

■おなかの胎児を育てるのにも、生まれた赤ちゃんに乳を与えるのにも欠かせないビタミンである。妊娠中の女性は特にしっかりと摂ってほしい。よい母乳を出すのに必要。

ビタミンAの過剰摂取

■疲れやすくなり、ひどい頭痛に襲われる。

■目はどんより曇り、寝つきが悪くなる。また、月経に異常が起こり、皮膚がかぶれたり、関節が痛くなったりする。

β《ベータ》-カロチン ——活性酸素からからだを守り、発がんを予防する

■**β-カロチンはビタミンAとは違う成分ですが、プロビタミンA（ビタミンAの前駆物）と呼ばれ、必要に応じて体内でビタミンAに変化します。**

■**体内で生じる活性酸素からからだを守り、発がんを予防する**といわれています。放射線によるＤＮＡのダメージやＤＮＡのミススペリング（突然変異）の発生を防いでくれます。

■呼吸で体内に入る酸素のうち２％位が活性酸素になります。活性酸素はからだのあっちこっちを酸化させ、傷つけ、老化を早めたり、がんを誘発してしまいます。活性酸素に対し酸化防止システムが幾重にもはりめぐらされていますが、年とともにこの巧妙なシステムも弱くなってしまいます。

■**β-カロチンは単独でなく、抗酸化物質のビタミンCやビタミンEと協力して、その効果を高めています。**β-カロチンやリコピンを多く含んだ緑黄色野菜や果物をたっぷり摂ることが大切です。

■**また悪玉コレステロールを減らす効果もあります。**悪玉といわれるゆえんも活性酸素に

酸化されるからです。ＬＤＬコレステロールが酸化されると過酸化脂肪になります。これがやがて血管の内壁に沈着して、動脈硬化や心筋梗塞などの要因になるのです。

ＬＤＬコレステロールの酸化防止に強く働くのがβ-カロチンとビタミンEです。

ビタミンD

――体内でカルシウムの吸収を助け、血管中のカルシウムを運ぶ「助っ人役」、ストロンチウム90の腸管からの吸収を抑制

《多く含む食品》

魚介類―くろかじき、さけ、身欠きにしん、あんこう肝、かわはぎ、いわし丸干し、さんま、うなぎ蒲焼き、カラフトます、いさき、かれい、ひらめ、かつお塩辛、銀ざけ、たちうお、かしき、すじこ、あいなめ、まぐろ刺身とろ、さば、かつお（秋獲り）、ます、いわし、すずき、かます、ぶり、しらす干し

きのこ類―きくらげ（乾燥）、うすひらたけ、干し椎茸

卵類―ピータン、卵

■頑丈でしっかりした骨や歯をつくる。

■ビタミンDが不足すれば、骨が硬くならない。不足するとくる病になる。

■ビタミンDやカルシウムが不足すれば骨粗鬆症になる。

小学生から高校生までは成長が著しい時期で、毎月のように背が伸びる。ビタミンDを十分に与えて骨にカルシウムを蓄積させ、骨を強く丈夫にさせたい。この時期、からだも大きくなるのでタンパク質、そして元気いっぱいに走り回るためのエネルギー源としての糖類（炭水化物）も必要。

■日光がビタミンDを作る。

人体に必要なビタミンDの大部分は、さんさんと輝く太陽のもと、私たちの皮膚のなかで生産されている。

10分間から20分間、週に約3回、日光に当たるだけで、コレステロールからビタミンDが合成される。

老化とともに、太陽によってできるビタミンDの量は減る。

ビタミンE――血管内を流れる血液をサラサラにして、若さを保つ

《多く含む食品》
魚介類―にじます、うなぎ蒲焼き、あゆ、はまち、子持ちがれい、たらこ、あんこう肝、あこうだい、めかじき、ますのすけ（キングサーモン）、いいだこ、すじこ、たい
種実類―アーモンド、ヘーゼルナッツ、ひまわりの種、落花生、ブラジルナッツ
油脂、調味料類―ひまわり油、綿実油、サフラワー油、米ぬか油、コーン油、大豆油、マヨネーズ（全卵型）

■“安産の栄養素”といわれる。
■「種の保存」という、生き物にとってもっとも重要なことにかかわっている。
■**「抗酸化物質」として体内で有害な物質ができるのを防いでいる。**
脂肪の多い物を食べると消化されて「脂肪酸」ができるのだが、この脂肪酸はしばしば

酸化され、「過酸化脂肪」というからだにとても有害な物質に変身する。過酸化脂肪は老化を促進したり、がんを発生させる。

■**ビタミンEが足りなくなると貧血になる。**赤血球が著しく老化すると、いとも簡単に壊れてしまう。赤血球は、酸素を体内のすみずみの細胞に運ぶのだが、それができなくなると細胞が酸欠状態になって貧血に苦しむことになる。

■**血栓を防ぎ、心臓マヒを予防する。**

ビタミンEは**すべての穀物、ナッツ類の種の油のなかにある。アーモンド、ピーナッツ**に、そして**納豆などの豆類、ほうれんそう、アボカド、ピーマン、ブロッコリー**などの**緑黄色野菜**にある。

小麦胚芽油、綿花種油、サフラワー油。ただし冷却圧縮は駄目で、**精製された油にはビタミンEは残っていない。**

■**女性ホルモンの分泌をスムーズにする。**

女性の更年期には女性ホルモン（エストロゲン）の生産が極端に落ちて、からだはずいぶん変化するが、こんなとき、ビタミンEは効果がある。ビタミンEは女性ホルモンの分泌をスムーズにしてくれる。

■**老化を防止する。**

視力や記憶に衰えがはっきりとあらわれてくる老化の症状に対して効果があるのがビタミンEである。

「老化」が起こる原因の一つに〝過酸化脂肪〟の生成があげられる。

この過酸化脂肪が脳の血管にたまると、血液の流れが悪くなるばかりか、酸素や栄養素が細胞に行き渡らない。また血管の柔軟性が落ちてくると、血管は破れやすくなり、出血もしやすくなる。このために心筋梗塞や脳卒中などの病気が発生しやすくなる。

過酸化脂肪が悪いのは、血管を弱くするばかりか、「細胞膜」にもダメージを与えるからである。そうなると細胞が生きられないのである。

何といっても過酸化脂肪の生成を少なくすることに尽きる。

そのためには、**不飽和脂肪酸の酸化を抑えるビタミンE**をはじめとして、**A**、**C**、それから、**体内でビタミンAに変身するβ-カロチン**を摂ることを心がけたい。

ビタミンK――血液凝固のビタミン

> **《多く含む食品》**
> **野菜類**―あしたば、つるむらさき、かぶの葉、豆苗、おかひじき、春菊、小松菜、ほうれんそう、だいこんの葉、からし菜、菜の花、タアサイ、パクチョイ、ブロッコリー、パセリ、にら
> **その他**―納豆、乾燥わかめ、のり、大豆油、卵

■ビタミンKは、**血液を凝固させる因子（プロトロンビン）を作るのに必要な物質**で、不足すると出血しやすくなる。

「プロトロンビン」という血液凝固のカギを握るタンパク質が肝臓で作られる。このときビタミンKが働く。同時にカルシウムが欠かせない。

■**抗生物質の乱用がビタミンKを殺している。**

人をはじめとした哺乳類の腸内には無数のバクテリア（細菌）が住んでいて、必要とす

るビタミンKのうち、80％は作ってくれている。

抗生物質の服用で、腸内のバクテリアが死んでしまい、ビタミンKが作られなくなってしまう。

■**納豆菌が作りだすビタミンK_2は、カルシウムを骨にくっつけるはたらきをするオステオシンというたんぱく質の生成に欠かせない成分である。**

《水溶性ビタミン》

ビタミンB群

■**ビタミンB群が協力してはたらくことによって、体を動かす、考える、血液を作る、心臓を動かす、感染症やがんと戦う、免疫細胞を作る、**などがスムースに行える。

■**ビタミンB群のどれが欠けても、エネルギー生産が不十分になる。**

ビタミンB_1、ビタミンB_{12}、葉酸、パントテン酸は放射線によってダメージを受けた赤血球を修復し、白血球を増殖。**放射性物質によるダメージから骨髄を再生**させる。

赤血球や白血球を増殖させるにはビタミンB群が必要。

ビタミンB_1――消化と神経のビタミン、B群の中でも一番欠乏しやすいビタミン

《多く含む食品》
肉　類―豚ヒレ肉、豚もも肉（脂肪なし）、ボンレスハム、焼豚、鶏レバー、豚レバー、ベーコン（ロース）
魚介類―うなぎ蒲焼き、たらこ、あいなめ、紅ざけ、子持ちがれい、ぶり、まながつお、めじまぐろ、さば、あこうだい
豆　類―大豆、そら豆（乾燥）、えんどう豆、きな粉、いんげん豆、ささげ、あずき、グリンピース
種実類―ブラジルナッツ、落花生（乾燥）、カシューナッツ、ピスタチオ、枝豆
穀　類―玄米ご飯、胚芽精米ご飯、小麦胚芽
野菜・果物類―にんにく、オレンジ天然果汁

■食べ物は体内で分解され、やがてからだを動かすエネルギーになります。その過程で食べ物は体内でさまざまなものに変化します。よく見られる変化は、**栄養素に酵素をつけたりはずしたりしています。このときビタミンB群が働いているのです。**

体調不良のとき**「口内炎」**で悩んだことがありませんか？　それはビタミンB群不足です。

■**白米、精白米、白砂糖、アルコールなどの暴飲暴食もビタミンB群不足をまねきます。**

糖質がエネルギーに変えられないのです。こんなときビタミンB群の豊富な**いわし、さんまといった魚類や、豚肉、鶏**などの肉類を食べるといいのです。ビールを飲むとき枝豆やアーモンドを食べる習慣がありますが、本当に理にかなっているのです。

■**ビタミンB_1欠乏の実験では、興奮しやすい、うつ、ケンカしやすい、不幸感におそわれる。**自覚的な症状として、**頭痛、背中の痛み、月経痛**等々ありました。

■特に有名なのが**「神経痛」**です。

どの細胞もブドウ糖をエネルギー源として活動しています。このブドウ糖は、デンプンなどの糖類が酵素によって助けられています。この酵素の働きをビタミンB_1が助けているのです。**ビタミンB_1が不足するとブドウ糖が神経細胞に十分に供給されない**ことになってしまうのです。

■米《こめ》文化の日本ではビタミンB_1不足は少ないと思われていました。昔陸軍が白米、海軍が玄米を摂っていましたが、白米を摂っていた陸軍を悩ませていたのがビタミンB_1の不足による「脚気」でした。

■ビタミンB_1はもっとも水に溶けやすいビタミンなのです。

■「にんにく」のスタミナの秘密はビタミンB_1にあったのです。

「にんにく注射」が話題になりましたが、にんにくは強精作用で有名です。にんにくに含まれる**ビタミンB_1は、アリシンという物質にくっついて、アリチアミンという物質になっています。**ビタミンB_1は余分にとると排泄されてしまいますが、アリチアミンは長く血液中にとどまり、長時間にわたって利用されます。アリチアミンは水に溶けにくく、熱にも強いので調理による損失も少ないのです。心強い味方です。

■ビタミンB_1はエネルギーの供給だけでなく、老廃物の代謝にも深くかかわっています。

ビタミンB_2——肌を保護

《多く含む食品》
肉　類—豚レバー、鶏レバー、牛レバー、豚肩肉（脂肪なし）、牛ヒレ肉、ハム（ショルダー）
魚介類—うなぎ蒲焼き、どじょう、かれい、ぶり、いわし、さわら、さんま、あいなめ、さば、子持ちがれい、うるめいわし丸干し、たらこ、すずき、ししゃも、あじ
卵・乳類—牛乳、ヨーグルト、卵
その他—納豆、アーモンド、モロヘイヤ、アボカド、まいたけ、菜の花、干し椎茸、からし菜

■ビタミンB_2は、**「リボフラビン」**とも呼ばれ、水溶性ビタミンに分類されていますが、それほど水に溶けるわけではありません。

■糖類は体内でいろいろな化学変化をおこしますが、ビタミンB_1とB_2が必要です。
■ビタミンB_2が不足すると、皮膚にうるおいがなくなり、肌がカサカサになってしまいます。目も光に敏感になりチカチカします。
■ビタミンB_2が壊れると、ほかのビタミンも巻き添えにしてしまいます。
■ビタミンB_2は酸には強いが、熱や光にかなり弱いという特徴があります。
■畑の肉といわれる大豆から作られる納豆は、良質のたんぱく質ですが、ビタミンB_2の供給源としておすすめです。大豆そのものにはそれほど多くはないのですが、納豆菌がビタミンB_2を作り出して、納豆になるとぐ～んとアップします。
■ビタミンB_2は脂質の代謝に働いているので肥満の予防になります。
「過酸化脂質」の生成を抑える効果があり糖尿病や動脈硬化にも有効です。ビタミンB_1と協力して脂質、糖質の代謝もスムーズにしてくれます。

ナイアシン――現代人のためのビタミン

《多く含む食品》
魚類―いわし、かつお、まぐろ、たら、ほたて
肉類―鶏肉、牛肉、豚肉
種実類―アーモンド、ピーナッツ、ゴマ

■ニコチン酸とニコチン酸アミドの両方を「ナイアシン」と呼んでいます。

ナイアシンはビタミンB_3と呼ばれていたビタミンB群の仲間で、ナイアシンもビタミンB_1やビタミンB_2と同じように、糖類からエネルギーを取りだすために働いています。ナイアシンは、脂質や糖質やたんぱく質などの代謝、アルコールの分解などの補酵素として働き、循環系、消化系、神経系の働きを促進します。

■ナイアシンはエストロゲン、テストステロン、コルチゾン、インスリンなど重要なホルモンの合成に必要です。中性脂肪、悪玉コレステロールの低減作用が認められ、脂肪の

代謝を改善します。

■ナイアシンは**ゴマ**、**アーモンド**、**ピーナッツ**、**いわし**、**かつお**、**まぐろ**、**たら**、**鶏肉**、**かき**、**ほたて**、**牛肉**、**豚肉**に多く含まれています。

熱によって分解されにくいので鍋物が最適です。水溶性なので具だけでなく、汁に大量に溶けているので、最後におじやが最高なのです。卵にネギの追加も忘れずに。

ビタミンB_6（ピリドキシン）——たんぱく質形成のビタミン、究極の抗がん物質

《多く含む食品》

魚類——かつお、まぐろ、さけ、さんま、さば、いわし

肉類——牛レバー、鶏ささ身、鶏レバー、牛もも肉

果物・野菜——バナナ、さつまいも

■ビタミンB_6は**たんぱく質の代謝に重要な働き**をしています。

たんぱく質をバラバラに分解してアミノ酸にする酵素や、あるアミノ酸を別のアミノ酸

に変える酵素の助っ人です。こうして、必須アミノ酸を除いた12種類のアミノ酸が、体内でつくられ、20種類すべてのアミノ酸がいつでも手に入る態勢になっています。

必須アミノ酸のトリプトファンがビタミンB_3に変換するのを助けています。

■**生理前のゆううつ、イライラ、肩こり、腰痛など、女性を悩ましている月経前緊張症が**ありますす。これはホルモンのアンバランスが原因のひとつです。生理前後には、卵胞ホルモンと黄体ホルモンが交替しますが、これがうまくいかなくなった状態です。**ビタミンB_6は卵胞ホルモンの代謝に働き、不快な症状を回復してくれます。**

■**妊娠初期のつわりにも効果があります。**

つわりが起こるのは、たんぱく質のアミノ酸のトリプトファンの代謝がうまくいかないためといわれています。ビタミンB_6はアミノ酸の代謝を正常にして、つわりを軽くしてくれます。赤ちゃんのためにも大切です。

■お酒の好きな人もビタミンB_6を多く摂ってもらいたいのです。**ビタミンB_6は脂肪の代謝に役立っています。肝臓に脂肪がたまらないように働いています。**

■**究極の抗がん物質であるといわれています。**

ビタミンB_{12}——貧血を克服する

《多く含む食品》
肉　類—牛レバー、鶏レバー、豚レバー
魚介類—かき、さんま、あさり、ほっき貝、しじみ、にしん、いわし丸干し、すじこ、なまり、はまぐり、さば、帆立貝、あんこう肝、いわし、紅ざけ、たらこ、かつお（秋獲り）、ほたるいか

■ビタミンB_{12}には、**体の造血器官である骨髄が、健康な赤血球を作る働き**をしています。赤血球が、酸素を細胞に運んでくれるおかげで、私たちは生きています。
■ビタミンB_{12}は、**生体で、栄養素に水素を与えたり、酸素を奪ったりの「還元」を行っています。**これによってからだに取り込まれた栄養素がはじめて用いられるのです。
■ビタミンB_{12}は**メチル基**（メタンから水素原子一個を取り除いて得られる原子の集団）**を自由に動かしています。**

たとえば、メチオニンというアミノ酸にくっついているメチル基を動かすことで、脂肪肝を防ぐ「コリン」という物質を作ってくれます。

還元にしろメチル基の移動も、体内ではひっきりなしに行われており、ビタミンB_{12}が欠乏しようなら、この反応がうまくできず、その被害は全身におよぶのです。

メチル基が移動することで、遺伝子の構成成分であるチミンができる。ビタミンB_{12}が不足すれば、遺伝子の生産に支障をきたす。そうなれば細胞分裂が進まないので傷がなおりにくくなる。ヘモグロビンの生産を担当する遺伝子に支障が起これば貧血になるし、神経もピリピリ、怒りっぽくなります。

■ビタミンB_{12}は**動物に由来する食物だけに含まれていて、**これを補うには**卵、レバー、チーズ**を摂るしかないのです。ベジタリアンの人はサプリメントを服用する必要があります。**ビール**もいいのです。

■**ビタミンB_{12}はバイオリズムにかかわっているといわれています。**不規則な生活がつづくとバイオリズムが乱れて、自分の意志で起きたり、眠ったりできなくなってしまいます。こんなときこそビタミンB_{12}を摂ってほしいのです。

■**鳥レバー焼き**に、**生ガキのレモンかけ**、**しじみの味噌汁**は最高です。あと、ほうれんそうのおひたし。最後にいちごのデザートを！

葉酸（フォレート）――赤血球増殖のビタミン

《多く含む食品》

野　菜―枝豆、モロヘイヤ、パセリ、芽キャベツ、アスパラガス

肉　類―鶏肉、牛肉、豚のレバー

魚　類―うに

■ほうれんそうから見つかったビタミンです。

■**葉酸は、たんぱく質の代謝をたすけて、ヘモグロビンや赤血球、核酸の生成を促進する。**

■**またビタミンB_{12}と相関関係があって、どちらが不足しても貧血になりやすい。**

■**ビタミンCが葉酸に水素をくっつけることによって活性化する。**葉酸が欠乏すれば核酸が合成されず、細胞分裂や成長、ＤＮＡの形成が阻害される。**細胞分裂や成熟を大きく左右するビタミン。**

■**胎児期や幼児期に不足すると、脳の発育が阻害されてしまいます。**

■欠乏は老人に起きやすく、**葉酸が不足すると、消化器系の粘膜の障害として現われ、口内炎や舌炎、胃潰瘍、十二指腸潰瘍にかかりやすくなる。**

ビタミンU（ビオチン）——疲労回復、白髪防止のビタミン

《多く含む食品》
レバー、豆類、卵黄、酵母

■たんぱく質や脂肪酸の代謝に関係し、**甲状腺、生殖器官、神経組織、皮膚組織を維持するのに働きます。**

■糖質のリサイクル、脂肪酸の合成、アミノ酸の代謝にかかわる補酵素。

■**白髪やはげを予防します。**

■ビオチンが不足すると、糖質のリサイクルや脂肪酸の合成、アミノ酸の代謝が滞るため、血液中に有機酸が蓄積し、免疫機能やコラーゲンの生成が低下して、**皮膚炎や結膜炎、脱毛や白髪化、筋肉痛、疲労感、うつ病**といった症状が現れます。

パントテン酸 ——抗ストレスのビタミン

《多く含む食品》
肉　類—鶏レバー、豚レバー、牛レバー、鶏もも肉（皮なし）、牛ヒレ肉、豚肩ロース
魚　類—子持ちがれい、にじます、たらこ、うなぎ蒲焼、銀ざけ、まながつお、からふとます、めかじき、いわし
その他—アボカド、さつまいも、モロヘイヤ、干し椎茸、卵

■**抗ストレスの器官、副腎が適切な機能をはたすのに不可欠なビタミン**です。
■パントテン酸は、**デンプンをブドウ糖へエネルギー変換する酵素を助けています。性ホルモンやヘモグロビンの生産**にも欠かせません。
■パントテン酸はほとんどの食物に存在していますが、**もっとも豊かな供給源は、ビール酵母**です。普通の生活をしていれば不足することはありません。

■パントテン酸は**副腎の機能を助け、副腎皮質ホルモンの合成を促す**。それにより血液中の血糖値量が上昇し、多くのエネルギーが作り出され、**脳や筋肉の働きが活性化しストレスに対する抵抗力が活発化します**。

■パントテン酸には**悪玉コレステロールを回収し、善玉コレステロールの生成を促す働きがあるので、動脈硬化や心筋梗塞などの予防効果がある**。

■葉酸やビタミンB_6とともに**免疫のためのたんぱく質を作り、カゼや細菌などの感染症に対する抵抗力を高める、ビタミンCの作用をたすける**。

■**卵、レバー、納豆**、しいたけ、さけ、いわしに含まれる。

ビタミンC（アスコルビン酸）——コラーゲン強化・命と健康を守る

《多く含む食品》

果実類——アセロラ（果汁入り飲料）、グアバ、いちご、みかん（天然果汁）、ネーブル、柿、キーウイ、グレープフルーツ、はっさく、バレンシアオレンジ、オロブランコ、いよかん、メロン、みかん、マンゴー

野菜・いも類――赤ピーマン、菜の花、芽キャベツ、かぶの菜、西洋かぼちゃ、レッドキャベツ、カリフラワー、からし菜、にがうり、ほうれんそう、さやえんどう、さつまいも、キャベツの葉、ミニトマト、しし唐辛子、じゃがいも、茎にんにく

もし一つのビタミンしか摂ることができないといわれたら、「ビタミンCだけはください」といってしまうでしょう。

なぜビタミンCが大事かというと、コラーゲンというタンパク質を作らせているからです。そして抗ストレスホルモンのステロイドの合成、免疫機能に必要なのです。

コラーゲンがなくなれば、私たちは分解もしくは崩壊してしまうのです。ビタミンCはコラーゲンの遺伝に命令して、コラーゲンを合成させることまでわかっています。

■ビタミンCが不足すると、**ひじ、肩、膝などの関節痛、皮膚の衰え、歯の組織が弱くなる、ちょっとしたことでも出血する、免疫も弱まる、インフルエンザ等の感染症にかかりやすくなる、**など症状は全身におよんでしまうのです。

私たちの命と健康を守るために、いかにビタミンCが大切かということを覚えておいてください。

■よく知られているのが**「壊血病」**です。その症状は筋肉と皮膚への出血、関節痛、結合組織が全般的に弱くなり、昏睡、食欲喪失、貧血です。

■欠乏したときの精神的症状は、**疲労、うつ、倦怠、錯乱**などがあります。熱、甲状腺機能亢進、あるいはどんなストレスの際も、ビタミンＣを極度に燃焼してしまうのです。

■**ビタミンＣは肌を色白にする。**

メラニンという黒い色素ができるのを防ぐ。すでにできてしまった黒いメラニンを脱色してくれる。

メラニンは、太陽からの有害な紫外線を吸収し、守ってくれているのです。

■**二日酔いの解消に威力を発揮してくれる。**

二日酔いは、アルコールが酸化したアセトアルデヒドが体に残っているからです。アセトアルデヒドは毒性の強い物質で、これが頭痛や吐き気をおこすのです。ビタミンＢ群がアルコールを分解する酵素を助けてくれています。

■タバコは悪者とされていますが、**禁煙するよりビタミンＣを多く摂ることをすすめます。**タバコ１本吸うことでビタミンＣが25ミリグラム分解されることが確認されています。１日に必要なビタミンＣ摂取量が１００ミリグラムなどで、タバコ１本吸うとき、水分とビタミンＣの補給が大切です。何本吸ったから何ミリグラムの損失とはいかないのがからだです。

■サプリメントでビタミンCを服用すると下痢することがあります。

■頑固な便秘で悩んでいる女性も多いと思います。**天然のビタミンCとファイバーを摂る工夫**が大切です。

■**ストレスもまたビタミンCの消耗原因**です。抗ストレスに働くのは副腎皮質です。ストレスが生じると抗ストレスホルモンが分泌して、血圧を上げ、血中の糖分をふやして、エネルギー供給体制をととのえます。この**ストレス反応の主役であるホルモン生成にビタミンCが欠かせません。**体内には約1・5グラムのビタミンCの貯金がありますが、水溶性ビタミンなどでたっぷりと補給することが大切です。

■ビタミンCの摂取は**血圧や血中脂質を正常化し、ビタミンEとの併用により、心臓病のリスクを軽減する。**

■ビタミンCは、**腸管での鉄の吸収を高めて、貧血を防ぐ。**

■ビタミンCはビタミンEと共同して、**活性酸素を消去し体の老化やがんなどの生活習慣病を防ぐ。**

■ビタミンCは、**インターフェロンの体内産生を高め免疫を増強する。**

■ビタミンCは、**強力な抗酸化物質であり、放射線障害を防ぐ。**外部被曝と内部被曝のどちらもセシウム１３７による内部被曝が**心臓病を引きおこすのも予防する。**

2 ミネラル学

ミネラルとは何か

私たちのからだは約60兆の細胞が集まってできています。この細胞は、たんぱく質、脂肪、糖などの、いくつもの栄養素が組み合わさっています。この栄養素を構成している最小の要素が「元素」です。

生体では酸素が65％、炭素が18％、水素が10％、窒素が3％で、この四元素だけで、からだ全体の96％を占めています。

この四元素以外の元素を「ミネラル」と呼んでいます。

カルシウム（1・8％）、**リン**（1・0％）、**カリウム**（0・4％）、**イオウ**（0・3％）、**ナトリウム**（0・2％）、**塩素**（0・2％）、**マグネシウム**（0・1％）で、これら7種類のミネラルを「**メジャー・ミネラル**」と呼んでいます。

これら以外に「**銅**」「**鉄**」「**マンガン**」「**コバルト**」「**セレン**」の、少量だけれど必要不可欠な「**マイナー・ミネラル**」があります。

■**カルシウム**は、骨や歯の成分になっています。

カリウム、**塩素**、**マグネシウム**は、細胞に0・1ボルトという微小な電気を発生させています。この電気が細胞から細胞へと伝わり、脳が働き、筋肉を動かし、人は生きているのです。

■**リンとマグネシウム**は、エネルギー源ATP（アデノシン三リン酸）の主成分です。

イオウは、たんぱく質をつくる、メチオニンやシステインといった含硫アミノ酸の成分です。

■**メジャー・ミネラル**の1日に必要な摂取量は、それぞれ100ミリグラム以上といわれています。

■**マイナー・ミネラル**も大切なのです。生体では無数の化学反応がすすんでいますが、これを実行しているのが酵素という触媒です。この酵素にマイナー・ミネラルが結合しなければ、本来の活躍ができないのです。

■**鉄**は、酸素を運ぶ「ヘモグロビン」や、酸素を貯蔵する「ミオグロビン」というたんぱく質に含まれています。これも酵素の力です。

■ＳＯＤ（スーパーオキシド・ディスムターゼ）という酵素が働く際にも、**銅**、**亜鉛**、**鉄**、**マンガン**などが必要です。ＳＯＤは、心筋梗塞、脳卒中、がんなどを引き起こす猛毒「活性酸素」を分解してくれます。銅、亜鉛、鉄、マンガンのいずれかが不足すると活性酸素が完全に分解してくれません。

■**マイナー・ミネラル**といえどもその働きはマイナーではなく、その役割は多大なもので、これがなくては健康は保たれないのです。

■**では摂りすぎたらどうなるのか。「中毒」症状が恐いのです。**

たとえば、**セレン**は猛毒の活性酸素を分解してくれますが、不足すると貧血、逆に摂りすぎると胃腸や肝臓に障害がでます。

■**モリブデン**は尿酸を生成するのに関わっているので、これが多すぎると痛風等の原因にもなります。

栄養はバランスだと認識を新たにしましょう。

★メジャー・ミネラル

マグネシウム――毎日の活力を生む

《多く含む食品》
穀　類―玄米、小麦胚芽
野菜類―カイワレ大根、玉ねぎ、長ねぎ、だいこん、トマト、ほうれんそう、セロリ、レタス
種実類―ナッツ、ゴマ、かぼちゃの種
海藻類―青のり、わかめ、てんぐさ、こんぶ、ひじき
その他―牛乳、チーズ、ココア、チョコレート、ビール

■マグネシウムは生体の全体重の0・1%と、わりに多く含まれるミネラルです。体重60kgの人のからだには、約60gのマグネシウムが蓄えられています。**蓄えられたマグネシウムの65%は骨に、25%は筋肉に、残りの10〜15%はすべての組織の細胞にあります。**

■食物として摂取されたマグネシウムは、**小腸から25％が吸収され、残り75％は排泄されます。**この25％のマグネシウムがからだに蓄積され、活躍します。

■マグネシウムは**たんぱく質にくっついて、たんぱく質の形を整え、酵素として機能します。**その作用は全身いたるところで効果を発揮しています。

■筋肉によって私たちは動いています。まず、血液中の「ブドウ糖」は「グリコーゲン」に変わります。そして、グリコーゲンは筋肉のエネルギー源になります。必要でなければブドウ糖になります。**このとき酵素にはマグネシウムが必要なのです。**

■**骨粗鬆症の女性はマグネシウムを摂取することが大切なのです。**カルシウムとマグネシウムはよく似ているため、カルシウムが大量に吸収されれば、マグネシウムの取り込みが低下してしまうのです。牛乳はカルシウム対マグネシウムが11対１の割合です。理想は１対１ないし２対１なので、牛乳はバランスのよくないものなのです。

■どんな食物に多く含まれているかというと、**玄米、ひまわりの種、カイワレ大根、玉ねぎ、長ねぎ等、**そして鮮やかな緑色野菜に含まれています。**葉野菜の緑色はマグネシウムを含んだクロロフィル**によるものです。

■**ナッツ類、ゴマやカボチャなどの種、青ノリ、ワカメ、テングサ、コンブ、ヒジキ等海藻類**がマグネシウムを豊富に含んでいます。

■マグネシウムが**不足すると「心の病」の原因になってしまいます。慢性的な摂取不足は心筋梗塞虚血性心疾患**を引き起こします。マグネシウム投与により高血圧、動脈硬化、糖尿病などの症状が改善されます。

■**子供の健全な発育にマグネシウムとカルシウムは欠かせません。**

■**子供の興奮した脳を落ちつかせ、熟眠させるのです。**不足すると攻撃的になったり、筋肉のケイレンを起こしたりします。

カルシウム ――自然の精神安定剤

《多く含む食品》

魚介類――あじ、いわし、さんま、はまぐり、しじみ、あゆ、かれい、こい、しらす

海藻類――こんぶ、わかめ

野菜類――かぶ、キャベツ、トマト、にんじん、ねぎ、ほうれんそう、しそ、白菜、パセリ、レタス

果物類――いちじく、すもも、バナナ、ぶどう、みかん

その他―ゴマ、ソバ、黒砂糖、ハチミツ、ココア、チョコレート、ビール、ヨーグルト、チーズ、豆腐

■カルシウムは**人体にもっとも多いミネラル**で、全体重の1・8%に相当します。

■カルシウムは人体では**リン酸とくっついて「ハイドロキシンアパタイト」という結晶に**なっています。

ハイドロキシンアパタイトは**固く丈夫で、骨や歯の主成分**になっています。人体にあるカルシウムの99%は骨にあり、**残りわずか1%が血液中に**あります。

■この1%のカルシウムは、二個の電子を失うことで、カルシウムイオン（Ca^{2+}）となって血液中に溶けています。カルシウムイオンは、**筋肉を収縮させ、神経細胞にシグナルを伝え、酵素を元気にし、血液を凝固させ、血圧をコントロールしています。**

■**日本人は慢性カルシウム不足といわれています。**

カルシウムが欠乏したときには**動悸・息切れ、アレルギー、高血圧、骨粗鬆症、けいれん、イライラ、うつ症状が起こります。**

血液中のカルシウムが不足すると、それを補うために骨からカルシウムが溶けて、骨内のカルシウムが減少し、骨や歯がもろくなります。

ビタミンDが不足すると、体内のカルシウムとリン酸が減り、骨からの無機質が溶け出すことによって骨がもろくなるのです。**カルシウムとビタミンDの豊富なものを摂取するようにしましょう。**

活性化ビタミンDの合成には、**日光浴すなわち紫外線が必要**なのです。**1日20分、週3回の散歩**が大切です。

閉経後には、エストロゲンの分泌が低下します。エストロゲンは骨の吸収をおさえ、腎臓での活性化ビタミンDの合成を促進しています。従って更年期以降の女性が骨粗鬆症にかかりやすくなるのです。

しかし、ここでエストロゲンを与えれば、骨粗鬆症を予防できるかといえばそうではないのです。かえって**乳がん**、**心臓病**の発生確率を高めてしまいます。

■カルシウムが**不足すると「動脈硬化」になります。**こうしたカルシウム不足は、血管を老化させ、**動脈硬化や心臓病、脳卒中をまねく原因にもなります。**

骨は、「ミネラルの貯蔵庫」と覚えてください。

■カルシウムとマグネシウムは**不安やイライラを解消してくれる「自然の精神安定剤」です。ストレスの多い現在人は一日800mgを摂ってほしいです。**

■**あじ、いわし、さんまなどの魚類、はまぐり、しじみなどの貝類、こんぶ、わかめなど**

の海藻類、ヨーグルト、チーズを摂ってください。

■小魚や野菜・海藻などカルシウム分を多く含む自然の食物を摂取するのは善玉カルシウムの補給となるのですが、**市販されているカルシウム剤（イオン化カルシウム）を服用しても、骨は丈夫にならないし、筋肉や靭帯に沈着して運動障害を、血管内に沈着して高血圧や動脈硬化を、神経細胞に沈着すれば神経障害など引き起こしてしまうのです。**

これこそ悪玉と表現してもいいと思います。くれぐれも気をつけてください。

ナトリウムとカリウム――高血圧のカギを握る

《ナトリウムを多く含む食品》

野菜類――キャベツ、トマト、ほうれんそう、レタス、塩

《カリウムを多く含む食品》

果物類――バナナ、メロン、ぶどう、柿、すいか、すもも

野菜類――枝豆、いんげん豆、アスパラガス、かぶ、小松菜、きゅうり、かぶ、トマト、にんじん、ほうれんそう、パセリ、レタス、さつまいも、じゃがいも

海藻類——こんぶ、ひじき、のり、わかめ、めかぶ、あらめ
その他——黒砂糖、はちみつ、豆腐、ココア、チョコレート

■**ナトリウムとカリウムは化学的にはよく似た元素です。**人体での含有量は、体重60kgの人は120gのナトリウム、240gのカリウムがあります。

■**ナトリウムは細胞の外にあり、カリウムは内側に多い。**両者は細胞の内部と外部に存在しているのです。

生体にあるナトリウムの半分は、カルシウムやカリウムとともに、骨に蓄積され、残り半分は血液やリンパ液に溶けています。

■**ナトリウムとカリウムを私たちは食塩という形で摂取**しています。

■食塩（Nacl）を摂る量が少ないと、副腎から放出されるアルドステロンというホルモンが腎臓に命じて、ナトリウムの排出をおさえ、食塩を多く摂るとナトリウムを放出し、尿中へと出します。

ナトリウムの摂取量に応じて、そのバランスを取っているのです。

食塩といっても、本物の食塩、偽物の食塩があるので、ニガリというういろいろなミネラル成分があっての話です。

■カリウムは、**バナナ、メロン、ぶどう等の果物に豊富に含まれています。**果物を積極的に摂ることはビタミンCの補給になるし、カリウムを摂る手段にもなります。過剰なナトリウムも放出できます。

■**カリウムの最大の働きは、腎臓におけるナトリウムの再吸収を抑制し、尿内へのナトリウム排泄を促進して、血圧上昇を促すナトリウムを抑えることです。**

■また、カリウムは**筋肉の収縮に関係する酵素の活性を調節し、末梢神経を拡張して、筋肉の働きをよくする**のです。

■カリウムを多く含む食べ物は、前に述べたような**果物、こんぶ、ひじき、のり、わかめ、めかぶ、あらめなどの海藻類と、枝豆、いんげん豆などの豆類、そしてアスパラガス、かぶ、小松菜、きゅうりなどの野菜です。**

■カリウムの**「解毒」作用は、ビタミンB_6（１８６頁参照）といっしょに摂ることでより効果的です。**

リン――リンが体調を整える

《多く含む食品》

野菜類――ごぼう、にんじん、ねぎ、ほうれんそう、きゅうり、しそ、玉ねぎ、パセリ、レタス、じゃがいも

その他――海藻類、牛乳、チーズ、鶏卵、ウニ、みかん

■リンは体内に600gもあり、カルシウムの次に多いミネラルです。**体内のリンの約80%は、カルシウムと結びついてリン酸カルシウムとなり、骨や歯を作っています。**残りの20%は、細胞の内部、血液、脳の神経細胞、筋肉、臓器に分布しています。

■リンは**生体の電力（エネルギー）というべきATPのパーツになっています。**

体に摂り入れた栄養を、あるかたちから次の栄養素のかたちへと姿を変えることで、私たちは生きています。この変換を順調に実行するには、酵素、ビタミン、ミネラルが必要なのです。

■リンの摂取は関節炎の痛みを減らしたり、腎臓結石の予防が期待されます。

■リンが欠乏したときには、歯茎から出血、骨軟化症、骨粗鬆症、関節炎、食欲不振等々が起きてしまいます。

■リンとカルシウムの摂取は１対１が理想で、不足すると疲労感が出て、ナイアシン（ビタミンB_3）が吸収されません。

■リンを摂りすぎるとカルシウムが骨から溶け出して、血液中に放出されてしまいます。

★マイナー・ミネラル

亜鉛

《多く含む食品》

魚介類—かき、するめ、うなぎ蒲焼き、いか、たこ、かずのこ、帆立貝、たらばがに、あさり、はまぐり、たらこ

肉　類—牛肉、ラム肉、豚レバー、豚肉、コーンビーフ、牛レバー、鶏レバー

その他―玄米、小麦胚芽、ゴマ、鶏卵、黒砂糖、はちみつ、豆腐、ココア

■**亜鉛**はすべての細胞に存在し、全酵素2200種類のうち**100種類以上の酵素の補因子になっています。**

■**亜鉛は人が生きる根本のところで働いている**のです。**たんぱく質の合成や遺伝子の複製、細胞の増殖、生命の誕生、傷口を治す、免疫力を強める、男性を元気にし精力を高める、味を司る味蕾《みらい》を成長させる**等々あります。どのミネラルよりも多くの酵素を助けているのです。

■**細胞は常に新陳代謝をくり返していて、これをスムーズに働かせてくれています。**また、**糖質を分解してエネルギーにしたり、アミノ酸をつなぎあわせてたんぱく質を作ってくれています。**

■このような大事な亜鉛ですが、**日本人は潜在的な亜鉛不足**なのです。

■亜鉛は**「セックス・ミネラル」ともいわれています。元気な精子や男性ホルモンである「テストステロン」を生産する酵素の一部分になります。**テストステロンは男性としての元気、すなわち精力を増すのです。

■亜鉛は**精液に多く含まれていて、射精によって急速に失われてしまうので、補給は大切**

です。

■男性ばかりでなく、**胎児の発育に欠かせない**のです。**妊娠を維持し、胎児を成長させる**には、細胞が猛スピードで増殖します。ここでも亜鉛は大切です。**同時にビタミンEの摂取も大切です。**

■お酒を飲む人にも朗報があります。**「健康な」人がアルコールを飲むと、亜鉛の吸収は飲まないときよりも高まる**のです。

■しかし、**アルコール依存症の人**の血液中ではミネラルに結合するたんぱく質である「アルブミン」が減っているため、亜鉛を体内で維持できないので、逆に**亜鉛不足になりかねない**のです。

◎「ジャンクフード」の問題

■**「フィチン酸」という物質が亜鉛と結合して、亜鉛が吸収されるのを妨げてしまう**のです。フィチン酸というのは、**パンや小麦粉やインスタント食品**にかなり含まれていて、日常の食生活で吸収しやすい物質です。このため亜鉛は私たち現代人にとってもっとも不足しやすいミネラルです。

■突発的な暴力、いわゆる**「キレる」という状況も、糖分の大量摂取と亜鉛不足といわれ**

ています。

■そして、**生体がより多くの亜鉛を必要とする状況も増えています。たとえばストレス、感染、ホルモンのアンバランス、血糖値の不安定性**などがあげられます。

◎抗ストレス物資

現代は超ストレス時代といわれています。ストレスが蓄積してある限界を越え、精神的に疲労困ぱいすると、極端な場合には暴力という形で爆発することがあります。

これに対処するために、**肝臓で抗ストレス物質が作られています。メタロチオネインと**いうたんぱく質で、体内に亜鉛を蓄えておくには欠かせない物質です。

この物質がストレスに対する感受性を下げ、**過度の緊張や不安をやわらげてくれます。**

■**亜鉛が不足すると、このメタロチオネインが肝臓で生産できず、ストレスに弱い状態になってしまうのです。**

ストレスは、猛毒な活性酸素を発生させます。活性酸素は遺伝子にダメージを与え、血管に傷をつけたり、血栓を作ります。遺伝子へのダメージはがんを発生させ、血栓は心臓病、脳梗塞の原因となるのです。

◎食原性低血糖

■亜鉛不足だけでなく、糖分の摂りすぎもキレる原因になります。

糖分が多くビタミンやミネラルが極端に少ないジャンクフードを食べると、すぐに血糖値がぐんぐん上がってしまいます。これを戻そうとインスリンの分泌が増し、血糖値が急降下してしまいます。

血糖値が下がりすぎたのを元に戻そうとアドレナリンが放出される。このようなアドレナリンの暴走によってキレてしまうのです。

ジャンクフードや甘いものは、子供をキレやすくする大きな原因と考えます。

■亜鉛を一番含んでいるものは、なんといっても貝類の「かき」です。かき1個（100g）には亜鉛が13㎎含まれています。その他に、レバー、牛肉、卵黄、たらこ等に多く含まれています。

ヨウ素

《多く含む食品》
海藻類全般
野菜類―キャベツ、ほうれんそう、大豆
魚介類―いわし、かつお、さば、かき

甲状腺は甲状腺ホルモンを分泌しています。甲状腺ホルモンは、からだの中の代謝を正常に保つ働きをもっています。新陳代謝を刺激し、細胞・組織の発育にもかかわっています。

■**海藻などに多く含まれるヨウ素（ヨード）は、甲状腺ホルモンの原料**になっています。しかしヨウ素を**摂りすぎても、不足しても甲状腺に悪影響を与えてしまいます。**

■福島原発事故時におともだち作戦の「アメリカ兵」たちは「**安定ヨウ素剤**」の服用をしていました。

■安定ヨウ素剤は、自然界と同じ正常な**「ヨウ素１２７」を主成分としたヨウ化カリウム（ＫＩ）の錠剤**です。

なぜこの錠剤が必要かというと、原発から放出された危険な放射性ヨウ素１３１やヨウ素１２９がからだに取りこまれて甲状腺に濃縮蓄積される前に、これを飲んでおき、正常な「ヨウ素１２７」で満たすことによって、甲状腺がんの発生を防ぐためなのです。

しかし東日本の猛烈な放射性ヨウ素ガスのなかで生活している人たちには、この安定ヨウ素剤の投与は行われなかったのです。

鉄

《多く含む食品》

●ヘム鉄

肉　類―牛肉、赤身の肉、レバー

魚介類―さんま、かつお、まぐろ

●ノンヘム鉄
パセリ、豆類、かぼちゃの種

成人女性の10％が貧血で悩んでいる、また潜在的鉄欠乏状態の女性が50％といわれています。からだがだるい、頭痛、めまいがする、からだを動かすと動悸や息切れするなどの症状があります。

■**鉄の最大の役割は、赤血球を作ること**にあります。

■体内の鉄の75％は、ヘモグロビンというたんぱく質に含まれ、赤血球をつくるパーツになっています。その他の25％は肝臓と脾臓にあります。

ヘモグロビンは細胞への酸素の「運搬人」なのです。

細胞はヘモグロビンからもらった酸素を利用し、からだに必要な化学反応を行っています。生体がエネルギーの源ATPを生産する場合、酵素の助けを借りて酸素を栄養素にくっつけて酸化しています。

■肝臓は外から入ってきた毒物を分解しています。この分解を担当しているのは、酵素「P－450」です。**P－450も鉄を含んでいます。**

■**鉄のおかげで私たちは生きているのです。**金を失っても、鉄を失うことはできないのです。

■鉄の吸収に影響を与えているのは、そのかたちです。鉄は体内で金属のまま存在するのではなく「ポリフィリン」というかたち、あるいはアミノ酸やアミノ酸がいくつもつながった「ペプチド」に結合して存在しています。

■鉄には「ヘム鉄」と「ノンヘム鉄」の二種類があります。

ヘム鉄は、赤血球の中のヘモグロビンや肝臓の酵素P－450、過酸化水素を利用して毒物を分解するペルオキシダーゼ、過酸化水素を分解するカタラーゼなどに含まれています。

■ヘム鉄を含んだ食品からの鉄の吸収率は、平均30％と安定しています。いっしょに食べたものには左右されません。**ヘム鉄は肉類に多く含まれています。**

■ノンヘム鉄は、アミノ酸やペプチドがくっついた鉄のことで、吸収率は2～20％と低いだけでなく、しかも変化が大きいのです。**ノンヘム鉄は穀物、果物、野菜、乳製品に多く含まれていますが、**食べあわせによって、ノンヘム鉄は吸収されないことが多いので注意が必要です。

■カルシウムのサプリメントを使用している人に注意してほしいことがあります。同時に使うとノンヘム鉄の吸収が著しく低下してしまうのです。時間差で使用してください。

■ヘモグロビンというたんぱく質に75％の鉄が含まれています。鉄だけを与えても、ヘモグロビンは増えないのです。**良質なたんぱく質にビタミンB_1とB_{12}、葉酸、ビタミンC、銅、ニコチン酸の補給が大切**なのです。

■**鉄の吸収をよくしてくれる100％オレンジジュースをじょうずに飲む**ことをおすすめします。**クエン酸やビタミンC豊富な果物もいいです。赤身の肉はヘム鉄が豊富で吸収もいいのです。**

■**コーヒーやお茶も食事のときは飲まないようにするといいです。**カルシウムを同時に摂ったのでは、鉄分の吸収を妨げてしまうことを忘れないでください。

◎ノンヘム鉄の吸収はどんな食物といっしょに食べるかによって大きく変化する

■**小麦や米のノンヘム鉄は、インゲン豆に含まれるノンヘム鉄**と化学反応を起こし、水に不溶性の沈殿となり、**どちらのノンヘム鉄も低い吸収にとどまってしまうのです。**

■**コーヒーや茶の成分のタンニンも食品中のノンヘム鉄と反応して沈殿し、ノンヘム鉄の吸収を60％も低下**させます。

■**チョコレートやほうれんそうや穀物に含まれるフィチンも、ノンヘム鉄の吸収を妨げます。**ほうれんそうはシュウ酸が豊富だから、吸収率を下げるのです。

■**炭酸、リン酸、シュウ酸、食物繊維もノンヘム鉄と反応し吸収を妨げます。**

では、ノンヘム鉄の吸収を助けるものは何か？

■**肉や魚を食べるとノンヘム鉄の吸収が高まります。**肉には吸収しやすいヘム鉄も含まれています。しかし適度の量にしましょう。**大量に食べると中性に戻そうとカルシウムが放出され、カルシウム不足になってしまいます。**

■**クエン酸、乳酸、ビタミンCはノンヘム鉄の吸収を高めます。**たとえば、ビタミンC豊富なオレンジジュースをノンヘム鉄を含んだ食物といっしょに摂ると、鉄の吸収が約二倍もあがることが知られています。

◎プルトニウム239の解毒に「鉄」

■**放射線を浴びると体内から鉄分が失われます。**鉄が不足すると貧血になって酸素が足りなくなります。**がん細胞は、酸素が不足した環境ほど活発に増殖しますから、がん細胞を抑えるためにも、鉄は十分に摂るようにしましょう。**

■**「ヘム鉄」は、肉や魚、卵など動物性の食べ物に含まれています。**赤身の肉やレバー、さんま、かつお、まぐろといった赤身魚です。

■**「ノンヘム鉄」は野菜に多く含まれています。**鉄は、パセリ、豆類、かぼちゃの種に多く含まれていますが、いずれも吸収されにくいノンヘム鉄です。ノンヘム鉄はビタミンCとクエン酸があれば吸収がよくなるのです。

マンガン——心の病、統合失調症を防ぐ

《多く含む食品》
魚介類—かき、しじみ、あゆ
野菜類—大豆、小豆、さつまいも、ねぎ、お茶の葉
その他—のり、小麦胚芽、ひじき、ゴマ、アーモンド、納豆

■マンガンが**井戸水や水道水を通じて過剰に体内に入ると、甲状腺に蓄積して甲状腺肥大**になることはよく知られています。

■マンガンが**少なすぎると、不眠症、ソワソワ、ひきつけ、高血圧などの症状**が現れやすく、また**統合失調症などの心の病**を引き起こしてしまいます。

■**心の病にはマンガンと亜鉛を摂取すると症状の改善がみられます。**

■マンガンが豊富な食物は、**緑茶や紅茶の葉、ノリ、小麦胚芽、貝類**などがあります。
■マンガンは体内に約２００㎎含まれており、**糖や脂質やたんぱく質の代謝を行う際に重要な役割**をはたしています。**骨や関節を丈夫にする結合組織は、マンガンが関与する酵素がないと合成されません。性ホルモンを合成するのに必要なミネラル**でもあります。
■**不足するとインスリンや甲状腺ホルモンの合成不良や、エネルギー不足による無気力、不活発状態**を招きます。
■マンガンは貝類のかき、のり、ひじき、しじみ、ゴマ、アーモンド、大豆、納豆、小豆、サツマイモなどに多く含まれています。

クロム――善玉コレステロールを増やす

《多く含む食品》
肉　類―和牛、鶏肉、レバー
魚介類―きびなご、あさり、はまぐり、あなご、ほたて貝
野菜・果物類―ブロッコリー、米ぬか、椎茸、玄米、小麦胚芽、りんご、ぶどうジ

ユース

その他―ひじき、ナッツ

■**インスリンの活性化を助ける働き**があります。インスリンが活性化しないと血糖値が下がらないのです。善玉コレステロールを増やし、中性脂肪を減少させます。

■**クロムが不足すると**、糖・脂質代謝に影響を及ぼし、**肥満、高血圧、動脈硬化、糖尿病、高脂血症、心臓病を起こしやすくなります。**

■クロムはヒジキ、和牛、米ぬか、キビナゴ、アサリ、ハマグリ、アナゴ、ホタテ、レバー、ブロッコリー、鶏肉、鶏卵、リンゴ、ナッツ、ブドウジュースなどに多く含まれています。

《ミネラル不足がこの症状を招く》

●亜鉛、鉄、マンガン、セレン、銅	抗酸化力の低下
●亜鉛、銅、セレン、クロム	老化促進
●亜鉛	小児の成長遅延
●亜鉛	不妊
●亜鉛、鉄、銅、セレン	免疫不全
●亜鉛、銅、セレン	がんの増加
●亜鉛、セレン、鉄、銅、クロム	動脈硬化の促進
●クロム、亜鉛、セレン、バナジウム	糖尿病
●銅、亜鉛、セレン	高血圧の促進
●亜鉛	老年痴呆の促進
●亜鉛	味覚障害
●ヨウ素	甲状腺腫

モリブデン――造血作用にかかわる

《多く含む食品》
肉　類―牛、豚のレバー
野菜類―大豆、落花生、にんにく、カリフラワー，ほうれんそう

■炭水化物と脂肪の代謝を助け、尿酸の生成、造血作用、体内の不要な銅の排出などにかかわっています。

大豆や野菜、米など植物性食品に多く含まれています。

■モリブデンは小腸で吸収され、尿や汗とともに体外に排出されます。

3 夢の栄養素「食物繊維」（ファイバー）

生活習慣病を防ぐ食物繊維

《多く含む食品》
小豆、大豆、大根、のり、昆布、キンカン、さつまいも、ブロッコリー、キャベツ、パセリ、オートムギ、豆類、にんじん、りんご、玄米、とうもろこし等

がん、心臓病、脳卒中などの生活習慣病にはなりたくないですね。どうすれば防ぐことができるのでしょうか。

■お婆ちゃんの知恵「食物繊維」があるのです。「医食同源」、「腹八分は医者いらず、腹六分は薬いらず」と昔からいわれているとおりです。

■食物繊維（ファイバー）は、**セルロースやペクチンなど植物の細胞壁、茎、種、皮などの材料です。**

■小豆、大豆、大根、のり、昆布、キンカン、さつまいも、ブロッコリー、キャベツ、パセリ等々、めずらしくなく、どこのスーパーでも手に入るものです。

■日本人が一日に必要な野菜は３５０グラムですが、多くてもその五分の四以下しか摂っていないのです。

アメリカのデザイナーフーズ・ピラミッドが日本で流行っていますが、いっこうにがんの増加は止まっていません。高カロリー・高脂肪摂取のアメリカでは、「一日に野菜４００グラム、果物３００グラム」を勧め、がんがすこしずつ減ってきています。

■これからは積極的に野菜や果物を食べて、ファイバーを摂っていく生活にチェンジしましょう。

◎ファイバーが腸をきれいにする

■ファイバーには水に溶ける「**水溶性ファイバー**」と水に溶けにくい「**難溶性ファイバー**」があります。

■水溶性ファイバーの代表は**ペクチン**で、**オートムギ、豆類、にんじん、果物**に大量に含まれています。ドイツの諺に「一日に一個のリンゴを食べていれば、健康になるから医者にかからなくてもよい」とあります。

■**リンゴは先のミネラル・バランスでカルシウム1対マグネシウム1の理想的な**もので す。リンゴ産地では、高血圧の人が少ないのです。

■サプリメントブームは感心したくはないが、「スムージー」ブームは理にかなっていると思っています。

■**難溶性ファイバーは、セルロースやリグニンで、玄米、とうもろこし**に多く含まれています。

■**玄米信奉者の食事では、ファイバーが重金属等を吸着してくれますが、同時に鉄、亜鉛、銅といった必須ミネラルも吸着してしまい貧血に**なってしまいます。

■ファイバーは大量の水を吸い取り、ふくれます。ファイバー豊富な食材は小腸で水分をふくみ、ファイバーがないときに二度もふくらみます。**ふくれあがったファイバーは、腸内にある有害物質を捕捉します。**捕捉された有害物質は排泄されるのです。

◎コレステロール値を下げる

■水溶性ファイバーは、血液中のコレステロール値を下げる働きがあります。

■水溶性ファイバーは、**コレステロールの生産を抑え、生産されたコレステロールが消化管から血液に吸収されるのを防いでくれます。**直接コレステロール値を下げる働きがあるのです。

■水溶性ファイバーが消化管に放出されたコレステロールを吸着し、便と一緒に排泄してくれます。ファイバーを多量に含んだ食物を食べると、食べる量が減り、コレステロールの量が減るのです。

■難溶性ファイバーには、直接コレステロール値を下げる効果はありません。しかし食物摂取量が多ければ、間接的にコレステロール値を下げてくれるのです。

◎発がん性物質を捕まえる

■ファイバーによる有害物質の捕捉です。

■たとえば、油の多い食物にはベンツピレンという有害物質が入っています。このベンツピレンを排出するためには、ベンツピレンを水溶性にしなければなりません。

肝臓はベンツピレンを酸化しますが、このとき超発がん物質のベンツピレン・エポキシト（間接変異原物質という）を発生します。

ベンツピレン・エポキシトはＤＮＡに一瞬にしてダメージを与え、がん細胞が誕生する引き金をひくのです。

■**ファイバーが直腸を通るとき削り取ったり、捕捉して便として排泄させてくれるのです。**

◎ファイバーによる胆汁酸の分解物の捕捉

■肝臓で生産された胆汁酸は小腸で消化を助けています。大腸菌やウエルシュ菌といった悪玉菌は特別な酵素を生産し、胆汁酸を猛毒へと変えてします。この猛毒は小腸の細胞にもダメージを与えてしまいます。

■**難溶性ファイバーは消化の際に余った胆汁酸を吸収してくれるのです。**

■**水溶性ファイバーと難溶性ファイバーが、効率よく発がん性物質に対処してくれます。**

◎安全なダイエットはファイバー

■**ファイバーの豊富な食物はダイエットにいいのです。**

■**一つめは、よく噛むことで満足感が得られます。**食材の本来の味がわかります。脳を刺激して、満腹中枢を刺激して摂食を抑制します。これは噛むことによって脳を活性化することと、アドレナリンの分泌を介して筋肉や肝臓のグリコーゲンが分解され、血糖値が上昇し満腹中枢を刺激してくれるのです。

■**よく噛むことは消化管ホルモンのセレクチン**（インスリン分泌を増し、糖尿病に対応）、**メラトニン**（不眠や老化予防）、**コレシストキニン**（精神安定作用や学習記憶を高める）**などの分泌を高め、糖尿病や老化、ストレスにもいい**のです。

■若くみずみずしい身体と脳のためによく噛むことが大切なのです。

■**唾液の分泌もよくなります。**人間の最高の抗がん剤です。がんや老化、メタボリックシンドロームなどの発症要因となる活性酸素を除去してくれるのです。活性酸素の除去には約30秒かかるため、噛む回数は一秒に一回として、最低30回は必要とされます。

■**ファイバーを食べると、血糖値も上がらないため、インスリンの生産が抑えられます。**

そもそも日本人のインスリンの分泌はゆっくりなのです。

■ファイバーは、単に便通をよくして老廃物を排泄しやすくするだけではありません。**最も重要な役割は、腸内細菌のエサになり、善玉菌を増やしてくれるのです。**

■ファイバーは、腸の中をゆっくり時間をかけて通過するので、**腸の働きもよくなり、副交感神経を刺激してくれます。腸内環境を整えることで、免疫力がアップします。**

■脂の多い肉食は、腸内細菌が悪玉菌にかたよっている場合、さらに腸内環境の悪化をさせてしまいます。

４ 腸内フローラ

理想的な腸内環境を作ることは腸内フローラを整えること

《**多く含まれる食品**》
アスパラ、ごぼう、玉ねぎ、ニンニク、大豆、ネバネバ食品、ヨーグルト、サトウダイコン

■腸内細菌は、**栄養成分やビタミンの合成など有用な役割**を果たしています。
■また腸管は人間で最大の免疫臓器であり、**免疫を活性化することによって、健康を維持**しています。
■腸内細菌には、〝善玉菌〟〝悪玉菌〟〝日和見菌〟などいろいろな菌がいて、それらの菌

によって健康維持されているのです。

■腸の健康を整えることは、健康を維持するということです。

■理想的な腸内環境を作るのは**腸内フローラを整えること。それにはファイバーを摂ることです。**ファイバーは、腸内細菌、特に〝善玉菌〟の良いエサになって、腸内細菌を活発化させてくれるのです。

■〝悪玉菌〟は栄養素を分解してアンモニアやニトロソアミンをつくります。アンモニアは細胞にとって毒であり、ニトロソアミンは遺伝子やたんぱく質にダメージを与える有害物質になります。

■肉など多量に食べると、そこに含まれるフォスファチジルコリンという脂質が腸内細菌によってトリルメチルアミンというものに加工され、この物質が多くなるとコレステロールを処理するマクロファージが活性化し、コレステロールをどんどん食べてしまい、動脈にコレステロールが沈着し、動脈硬化をつくってしまうようなこともあります。では〝悪玉菌〟をやっつけてしまえばいいかということでなく、うまくこれらが活躍できるようにすればいいのです。

■**善玉菌のビフィズス菌を応援すればいい**のです。ビフィズス菌の大好きなオリゴ糖というものをあげればいいのです。

■ビフィズス菌が増えれば、酢酸や乳酸をつくるので、カルシウムの吸収がよくなり、ビタミンB_1やB_2を生産してくれ、悪玉菌の生産をする毒物を分解するのと、これが増えるのを抑制してくれるのです。

■ビフィズス菌をうまく育てるためにオリゴ糖を含んでいるアスパラ、ごぼう、玉ねぎ、ニンニク、大豆を積極的に摂るといいのです。それと、ネバネバ食品、ヨーグルトもいいです。

オリゴ糖は腸内細菌のエサになってくれる

■肝臓や骨格筋が作るグリコーゲンは、体にブドウ糖がだぶついたとき、余ったブドウを たくさんつなげて作られた「保存食」のようなものです。

■**オリゴ糖は果糖、乳糖などの単糖類が3〜10個つながったもので、腸内細菌のエサになってくれるのです。**

■オリゴ糖を摂るには北海道のサトウダイコン「テンサイ」もいいと思います。

5 フィトケミカル

フィトケミカルのガン予防効果

■フィトケミカルとは、**植物性食品に含まれる香りや色素など**、栄養成分以外の成分のことです。
■フィトケミカルの**がん予防効果**については、数多くの研究がなされています。
■最も有名なのが、**色や苦みなどの成分であるポリフェノールです。**
■ほかにも**イオウ化合物**、**カロテノイド**など、がん予防に効果があるさまざまなフィトケミカルから発見されています。
■フィトケミカルには、生命活動で最も重要な働きをする**体内の酵素を活性化させる**作用を持つものもあります。

ポリフェノール

大豆のイソフラボン、お茶のカテキン、たまねぎのケルセチン、ゴマのセサミノール、しょうがのショウガオール

■**植物が光合成するときに作られる糖分の一部が変化**したものです。
■**色素やアク、苦みなどの成分です。**約300種類あるといわれています。
■**大豆のイソフラボン、お茶のカテキン、たまねぎのケルセチン、ゴマのセサミノール、**しょうがの**ショウガオール**などがよく知られています。
■**抗酸化作用があり、フリーラジカルによる細胞の酸化、損傷を防いでくれます。**

イオウ化合物

にんにくや、にら、ねぎに含まれるにおい成分である酸化アリル、わさび、大根、かぶなどアブラナ科の野菜の辛み成分・イソチオシアネート、にんにく、玉ねぎ、長ねぎ、にら、らっきょうのアリシン、ブロッコリーのスルフォラファン、キャベ

ツ、だいこん、わさびのグルコシノレート

■**肝臓の解毒作用の働きを強め、発がん物質を無毒化し体外に排出してくれます。**

■**食道がん、大腸がん、乳がん、皮膚がん、口腔がん、肝がん、胃がん、肺がん**などに効果があります。

■**がん予防効果は、生より炒めることでパワーアップ**します。**ピロリ菌の感染を減少**させる効果もあります。

■**がんを抑制する成分は、S―アリルシステイン、ジアリルスルフィドです。**

■わさび、大根の有効成分は、**すりおろしたときに合成されます。**

■ブロッコリーは**よく噛んで、腸内で働きやすいようにすることです。**こうすることで発がん予防酵素スルフォラファンの働きで増強します。

■ブロッコリーのスルフォラファンは発がん物質を解毒する酵素の活性を高めます。

■アリシンは玉ねぎ、長ねぎ、にら、らっきょう、にんにく等に多く含まれ、**ビタミンB_1の吸収を高め、疲労回復や脂肪燃焼に効果**があります。

■グルコシノレートはブロッコリー、キャベツ、だいこん、わさびに多く含まれています。

システイン・メチオニン

《多く含む食品》
魚介類―かつお、シラス干し、いわし、さんま、さば
肉　類―鶏肉、豚肉、牛肉
豆　類―大豆、そらまめ、ピーナッツ
その他―鶏卵

■放射性物質を含む重金属の「解毒」に有効なのが、システインとメチオニンというアミノ酸です。どちらも**イオウ**を含んでいるため「含硫アミノ酸」と呼ばれます。
■システインとメチオニンは性質が似ていて、ほぼ同じ食べ物に含まれています。
■システインとメチオニンはどちらも放射性物質の解毒に有効ですが、システインのほうがより強力に働きます。
■システインに3つの効果があるからです。
❶システインは**体内で抗酸化物質**としてはたらき、**活性酸素を分解**。放射線をＤＮＡにあてると、そこで生じた活性酸素がＤＮＡを破壊します。システインを添加しておく

とDNAが守られるのです。

❷システインが**放射性物質のコバルト60を吸着し、無毒化**します。

❸システインのイオウ成分が**腎臓と肝臓の解毒作用を強化**します。

カロテノイド

にんじんなどのβ-カロテン、トマトのリコピン、ミカンのβ—クリプトキサンチン、ほうれんそうのルテイン

■緑黄色野菜や海藻などの色素成分で、主に緑、赤、黄色の野菜に多く含まれます。

■リコピンは**紫外線による皮膚障害や脂質の過酸化反応などで発生する活性酸素を除去し**ます。

■**β-クリプトキサンチンはアルコール性肝障害の予防効果や、がんや糖尿病の発症リスクを低下**させます。

■体内で生じるフリーラジカルによる細胞の酸化を防いでくれます。

❶細胞膜や遺伝子を傷つける活性酸素の作用を抑えてくれる（抗酸化作用）。

❷がん細胞の細胞分裂のサイクルをとめてくれる。
❸ある種のがん遺伝子の発現を抑制し、がん抑制遺伝子の発現を高めてくれる。
❹細胞のがん化をすすめるリン脂質の代謝を抑制する。
❺マクロファージ、Ｔ細胞、ＮＫ細胞の活性化。

以上の作用がよく知られています。

■トマトが赤いのは、リコピンという赤い色素を含んでいるからです。リコピンは、β－カロテンの２倍という抗酸化作用があるといわれています。

■ほうれんそうのルテインは**活性酸素を消す働きが強力**です。体内では水晶体や網膜に高濃度で存在し、抗酸化作用と光をさえぎる作用で黄斑部を保護します。**加齢黄斑変性や白内障を予防**します。

テルペン

ハーブや柑橘類特有のさわやかな香りや苦み成分、ローズマリーやセージのジテルペン、柑橘類のリモネン

■ローズマリーやセージのジテルペンは、**がん細胞の発育を抑えてくれます。**
■柑橘類特有の香り成分、リモネンは、**発がん遺伝子の働きを抑制してくれます。**
■プロスタグランディンのCOX-2が、炎症が進んで、細胞の増殖（顆粒球増加）、遺伝子にダメージを与え、がん化するのを抑制してくれるのです。

β-グルカン

きのこ類に含まれる多糖類

■体内で生じた**不要物質や発がん物質を排除**してくれます。**体の免疫力を高め、がん細胞の生育をおさえてくれる働き**があります。よくかんで食べると、消化酵素の作用がプラスされ効果的です。

その他

ナス科の野菜に含まれるアルカロイド、アブラナ科野菜に含まれるインドール

■**ナス科の野菜に含まれるアルカロイドは、がん細胞の増殖をおさえてくれます。**

■**アブラナ科野菜に含まれるインドールは、解毒作用があります。**

■これらは生体内で代謝を受けることなしに直接ＤＮＡに損傷を与える直接変異物質（ニトロソグアニジンやＡＦ－20）や、そのものでは活性はないが、生体内では代謝されＤＮＡに損傷を与える間接変異原物質ベンツピレンやアフラトキシンの活性を抑制してくれます。

6 核酸

抗酸化作用を発揮して遺伝子の損傷を防ぐ

《多く含む食品》
魚介類——さけの白子（精巣）、ふぐの白子、いりこ、ちりめんじゃこ、かつお節、はまぐり、かき
その他——肉、豆腐、ビール酵母、パン酵母、のり、大豆

■遺伝子レベルで、健康維持・増進を考えた場合、「核酸」を忘れてはなりません。
■核酸は細胞の核内に存在するＤＮＡ（デオキシリボ核酸）と細胞内の内と外にあるＲＮＡ（リボ核酸）の２種があります。

■人間の体は体内の核酸の量が一定に保たれるしくみになっています。食事で補給する核酸（サルベージ合成）が多ければ肝臓で作る核酸（デノボ合成）の量を減らし、逆に少なければ肝臓で作る量を増やしています。

■がん細胞は、肝臓で作るデノボ合成の核酸を栄養として増殖するので、**高核酸食品を摂ることによってサルベージ合成が増えればデノボ合成核酸が減り、がん細胞は自ら死を選んで消えていってくれるのです。**いわゆる〝兵糧攻め〟効果です。

■**抗酸化作用を発揮して活性酸素などによる遺伝子の損傷を防いだり、がん抑制遺伝子P53を活性化させたりします。**

7 酵母

自然の治癒力が凝縮された「酵母」

■酵母のサイズはとても小さくて、わずか1000分の5ミリです。**乾燥酵母100グラム中に、必須アミノ酸を含む良質のたんぱく質52グラム、食物繊維20グラム、核酸5グラム、さらにビタミンB群、クロム、鉄、亜鉛、カルシウム、セレンなどのミネラルと、グルタチオン500ミリグラムが含まれています。**

■ビタミンB群やたんぱく質は、卵、牛乳、レバーより豊富なのです。

放射線によって生じた活性酸素はDNAを切断します。この危険な活性酸素を分解するのがSOD（スーパー・オキシド・ディスムターゼ）という酵素ですが、SODはセレンがあってはじめて働くのです。

■**放射線によってダメージを受けた皮膚の再生を酵母が促進します。酵母に豊富に含まれ**

る核酸が、細胞の再生を促進します。

■核酸は、魚の精巣である**白子**に大量に含まれる。タラ、サケ、アンコウの白子を使った酢の物や鍋物から摂取できる。

■酵母が、**がんの放射線治療の副作用を抑制**する。

■酵母に豊富に含まれる、**鉄、ビタミンB_{12}、B_6、葉酸が骨髄を再生し、貧血を改善**します。また**ウラニウムを無毒化**します。

8 クロレラ

インターフェロンをつくる「クロレラ」

■乾燥したクロレラの58%はたんぱく質です。

■**ビタミンCのほか、カルシウム、マグネシウム、亜鉛、ヨウ素などのミネラルも豊富で**

す。

■クロレラは、**バイ菌やがん細胞をやっつけるインターフェロンを作らせて、免疫系を助けます。**

■クロレラの細胞内には、核酸を主成分とするクロレラ成長因子（CGF）があり、この因子が**細胞の正常な増殖を促して、放射線による組織のダメージを、細胞を再生することで回復**させます。

■クロレラには核酸が13％も含まれています。**この核酸が細胞の再生を促進させます。**

9 水

一日2・3リットル必要な水

■水なしでは、私たちは生きていくことはできません。

■私たちの**体重の60％以上は水**で占められています。**水分が一番多いのは血清の90％、歯には15％**位あります。新生児では体重の75％が水分です。

■男女でも違いがあります。**女性は男性より脂肪が多く、水分は少ない**。反対に男性は脂肪が少なく水分が多いのです。

■水のおもな仕事は、**からだに必要な栄養素を受け取ったり、老廃物を体外に排出**したりします。

■空気にしろ、栄養素にしろ、ホルモンにしろ、まず水に溶けて運ばれるのです。老廃物の**尿や便というかたち、汗というかたちで排出**されます。

■体内の水は、**入る量と出る量がだいたい一致する**ようになっています。**成人ひとりあたり１日約２・３リットルの水を必要と**しているのです。

■**飲み物だけでも１・１リットルは最低限必要**なのです。他には、食べ物、代謝です。

■**食べ物からは０・９リットルの水を得ています**。栄養素が体内で代謝されてエネルギーに変わるときです。飲み水は、いろいろと変異します。では体内の水はどのように排泄されるのでしょうか。

■おもに四つのルートがあります。**尿**として、**便**として、**皮膚から汗**として、そして**鼻や口から蒸気**としてです。

■**尿の95％は水分です。正常な人の腎臓は1分間で100ミリリットル、1日に約140リットルの尿を生産しています。この99％を腎臓が再回収していて、尿となって排出されるのは1・1リットルです**。これは平静なときの尿量で、運動したときには減少します。

■**便からは一日に約90ミリリットルの水が排出**されています。下痢のときには多量に放出されてしまいます。

■皮膚の汗腺からは「**汗**」**として一日に800ミリリットル排出**されています。運動時はもっともっとふえます。**鼻や口からも一日300ミリリットル放出**されています。

■まず、**水分補給で気をつけてほしいのはバランス**です。**水分を補給することで、血液の量を一定に保つ**ことです。

■お茶とかコーヒーとかで水分量を確保していると思っている人が多くいます。**カフェインは利尿作用があり、余分に排出されてしまいます。お茶を飲んでも水分の補給はしてください**。ビールだって5本飲むと、おしっこは6本分出てしまうのです。**タバコは排尿を抑制**してしまいます。

■高齢になると、口渇感が減少し、水を飲まなくなってしまいます。一気に水分補給するのではなく、**常にチビリ、チビリと飲む習慣**をつけることです。

■**スポーツ飲料は、糖やナトリウム、カリウム等を含んでいるので、半分位にうすめて飲んでください。**糖は歯周病の原因となり、ナトリウムとカリウムの過剰摂取で血圧が上がってしまうこともあります。

■私個人の意見として、**「ナチュラル・ミネラル・ウォーター」をすすめたい**です。

■南アルプス天然水、白神山地ミネラル・ウォーターはおいしいです。

■活性酸素対策には**「水素水」**や**「白金ナノコロイド」**が還元力が高いのでおすすめです。活性酸素を発生させるか、消去するかは、酸化還元電位という数値で表せます。単位はmv（ミリボルト）で、プラスになるほど酸化、つまりサビさせる力が強く活性酸素を発生させます。

■数値がマイナスになるほど活性酸素を消去する力が強くなります。サビを取ることが還元です。

■**活性酸素を増やすストレス、食事、睡眠不足や、塩素やフッ素入りの水道水を避ける工夫が大切**だと思います。

10 ビール酵母

ミネラルが豊富に含まれ、グルタチオンは抗酸化物質

■**ビールに含まれるビール酵母は整腸作用**があり、薬にもなっていてよく知られていると思います。

■がんの抑制成分についても、**前立腺がんや大腸がん、皮膚がんの予防効果**もわかっています。

■世界最古の文明といわれる「シューメール文明」。よくビールを飲み、よく読書したことで有名です。古くからあるものの象徴です。

■**麦がビールに変身するのも「発酵」**です。

■ビール酵母には、カルシウム、リン、カリウム、マグネシウムなどのメジャー・ミネラル、鉄、亜鉛、セレンなどのマイナー・ミネラルが豊富に含まれています。

■また、**多くのビタミン**が含まれています。すごいのは**ビタミンB_{12}が含まれている**ことです。動物性食品の摂取が少ないベジタリアンの方にはぜひおすすめです。
■ビール酵母の利点は、**肝臓の機能を助けてくれます。**
■**グルタチオンがアルコールの分解を助けて、ＧＴＰ値を下げてくれます。**
■グルタチオンはビタミンＡ、Ｃ、Ｅなどと同じように**抗酸化物質として、老化やがんの予防効果**があります。
■セレンの視点から言えば、**ビタミンＣと一緒にとるのが効果的**です。
■トマトジュースとレモン汁をビールに入れて飲む「**レッド・アイ**」、しょうがをすりおろし、絞り汁を入れたビール「**ジンジャービール**」もおもしろいです。

この素材、この栄養が健康な体を作る

野菜類

《春》

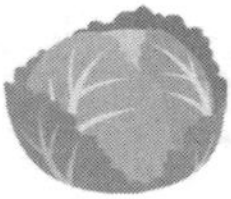

キャベツ 胃潰瘍の薬、血流がよくなる、整腸作用

ビタミンC、Kが多く、特に外葉と芯のまわりに豊富。そのほかビタミンU（キャベジン）を含む。

ビタミンUは胃潰瘍の薬にもなっています。これにビタミンCや葉の緑色にあるカロテンが加わると血流がよくなります。食物繊維が多く、整腸作用もあります。

玉ねぎ 消化を助け、食欲増進。肝臓を助け疲労回復に

主成分はグルコースなど糖質が多く、ビタミンCも豊富。硫化アリルが胃を刺激して消化を助けてくれ、食欲も進みます。ビタミンB_1の吸収をよくして肝臓を助け、疲労を回復させてくれます。まさにピラミッドを作るだけのパワーがあります。玉ねぎに含まれるケルセチン（ポリフェノール成分）に抗酸化作用、アレルギー予防効果があります。

アスパラガス 新陳代謝をよくし、たんぱく質合成を助ける。利尿作用、疲労回復、若返り効果

主成分はカロテン、ビタミンC、ビタミンE、アスパラ

ギン酸、ルチンなど多くの栄養素を含んでいます。

アスパラギン酸はアミノ酸の一種で、新陳代謝をよくし、たんぱく質の合成を助けます。利尿作用や疲労回復効果があります。ビタミンＥとの相乗作用で“若返り”に有効。体内の窒素代謝に重要。

かいわれ大根　胃液の分泌がよくなり消化を助ける。細胞のがん化を予防

カロテン、ビタミンＣ、鉄、カルシウムが豊富。辛味成分のアリルイソチオシアネートは胃液を分泌させ、消化をよくさせます。細胞のがん化を予防。

とうみょう　がん、貧血を予防。ビタミンＣの貯蔵

カロテン、ビタミンＣが豊富。ビタミンＥやＢ群、Ｋ、ミネラル類も豊富。カロテンが多く、がんや貧血を予防する。熱にも強く、ビタミンＣの貯蔵もできます。

パセリ　ビタミン、ミネラル豊富。鉄分が多く造血作用、がん予防、疲労回復

カロテン、ビタミンＣが豊富。ビタミンＢ群、食物繊維、鉄、カルシウム、カリウムも豊富。

野菜の中でも各種のビタミン、ミネラルを含んでいます。特に鉄分が多く造血作用があります。がんの予防や疲労回復、排尿作用、口臭予防、気分を落ち着かせる効果があります。

そらまめ　ビタミンB_1が多く、肝障害を防ぐ

主成分は、タンパク質や糖質のほか、ビタミンB_1、

B_2、C、カリウムや鉄、銅など多く含んでいる。

ビタミンB_1が多く、これは糖質の分解を助ける作用があるので、肝障害を予防、栄養面から考えると酒のつまみとして最適です。

さやえんどう　脂肪を燃焼させる。リジンが体を成長させる

主成分は、糖質やたんぱく質のほか、カリウム、カルシウム、カロテン、ビタミンC、ビタミンB群など。

グルタミン酸、アミノ酸、アルギニン、リジンなどが、脂肪を燃焼させてくれる。特に必須アミノ酸のリジンは体が成長するのに必要で、集中力を高めてくれる。

グリーンピース　ビタミンB_1、C、食物繊維が豊富

主成分は糖質、たんぱく質のほかカリウム、亜鉛、ナイアシンなど。カロテンやビタミンB_1、Cが豊富。

食物繊維が豊富。糖質が多いので注意を！

みつば　カロテン、ビタミンC・Aが多い糸みつば

主成分はカリウム、カルシウムのほか、ビタミンA、C、カロテンなど多様なビタミンを含む。

糸みつばはカロテンやビタミンCが多く、ビタミンAは根みつばの2倍、切りみつばの4倍も含まれる緑黄色野菜。

卵と一緒だと栄養の吸収がいい。

なばな　免疫力をつけ、風邪、貧血、ガン予防

主成分はカロテン、ビタミンC、ビタミンB群、カリウム、カルシウム、鉄、葉酸など多く含む。葉酸はDNAを構成する核酸を作るのに必要な成分。

免疫力をつけ、粘膜を保護するので風邪予防に。鉄、葉酸は貧血の予防。抗酸化作用があるのでがんの発生を抑えてくれる。

あしたば **血行促進、食欲増進、疲労回復、利尿**

主成分はカロテン、ビタミンB群、C、E、フラボノイドのほかβ–カロチンが豊富、カルシウムや鉄など。フラボノイドは大腸がん、乳がん、前立腺がんの予防。

血行促進、食欲増進、疲労回復、利尿などさまざまな効果がある。ニコチアナミンという成分が血圧を下げるといわれている。

コリアンダー **食欲をそそり、消化を促進、デトックス効果**

香り成分が中心。セルミン、デカナール、リナロール、グラニオール、ボルネオールなど。

食欲をそそり、消化を促進。食中毒、二日酔、偏頭痛をおさえてくれる。デトックス効果がある。

クレソン **カルシウム、カロテン豊富で、貧血予防**

主成分は、カロテン、ビタミンCが多く、カルシウムや鉄、カリウムなどミネラル豊富。

野菜のなかでもカルシウムが多く、カロテンも豊富で貧血の予防や血液の生成、美肌効果、消化も助けてくれる。

ふき（蕗） **老廃物の排出、血液を浄化、脂肪の吸収を抑える**

主成分は、カリウム、食物繊維が多い。ポリフェノールや葉酸、ミネラル、ビタミンが豊富。

苦み成分が胃の調子をよくする。毒や老廃物を排出する作用があり、血液を浄化し、脂肪の吸収を抑え、がんを発生しにくくする。

《夏》

きゅうり **カリウムが余分なナトリウムを排出。酵素による利尿作用**

主成分は、96％は水分。カリウム、カロテン、ビタミンＣのほか、苦みがあるククルビタシン。

カリウムが余分なナトリウムを体内から排出し、酵素による利尿作用があり、むくみを減らしてくれる。水分の補給とククルビタシンが体を冷やしてくれる。低カロリー。

レタス **ビタミンＥが血行をよくし、高血圧を防ぐ。リラックス効果**

主成分は、ビタミンＥ、食物繊維が豊富。ビタミンＣやカルシウム、カリウム、鉄を含む。

ビタミンＥは血行をよくし、高血圧を防ぐ。レタスの芯から出る白い液体には催眠効果のあるラクツカリウムが含まれていて、カルシウムとともにリラックス効果がある。

トマト **リコピンが、がんや動脈硬化を予防、カリウムが高血圧を予防**

ビタミンC、ビタミンB_1、B_2、カロテン、カルシウムなど栄養素が豊富。

赤色色素のリコピンは活性酸素を減らし、がんや動脈硬化を予防。焼きトマトはリコピンが増加する。ゼリーはグルタミン酸が多い。カリウムは高血圧を予防する。

なす（茄子） **コレステロールを抑えて動脈硬化、がんを予防**

主成分は、ファイバー（食物繊維）、カリウム、ナスニンなど、野菜の中でも栄養価は低い。

アントシアニンは活性酸素を減らし、細胞の老化を防ぐ。

ナスニンはポリフェノールの一種で、コレステロールを抑えて動脈硬化を防ぎ、がんや老化を防止。抗酸化物質のクロロゲン酸を含む。

ピーマン **ビタミンC、Eが体の抵抗力を高め、におい成分ピラジンは血栓から守る**

主成分はビタミンCが多くカロテン、カリウムが豊富。ビタミンE、Dを含む。におい成分はピラジン。

たっぷりのビタミンCは夏バテや肌荒れを防ぎ、風邪予防に。カロテン、ビタミンEは体の抵抗力を高め、抗酸化作用がある。

ピラジンは血液をかたまりにくくし、血栓から守ってくれる。カプサインは肥満防止。ミネラルは動脈硬化、高血圧を防いでくれる。

パプリカ **ビタミンCはピーマンの2倍、カロテンは7倍**

主成分は、ビタミンC、E、カロテン、カリウムなどピーマンより多い。

ビタミンCはピーマンの2倍、カロテンは7倍、油と一緒に食べると、カロテンの吸収がアップする。

とうもろこし **ビタミンB_1、B_2、Eやリノール酸豊富、動脈硬化を予防**

主成分は糖質、たんぱく質、ビタミンB_1、B_2、E、カリウム、リン、亜鉛、鉄、マグネシウム。たんぱく質や脂質は玄米なみ。美容効果あり。

ビタミンB_1、B_2、Eやリノール酸を多く含み、動脈硬化を予防。

難溶性のファイバーは便秘対策に効果的。利尿作用もあり。

栄養素は胚芽部分に多くあります。

さやいんげん **カロテン、ビタミンCが体の抵抗力を高める**

主成分はカロテンが非常に多い。ビタミン類やカルシウム、カリウム、たんぱく質が豊富。

カロテン、ビタミンCが多いので、体の抵抗力を高める。ビタミンB群やビタミンKを含み、たんぱく質の代謝を高めるのでアレルギーを防いだりする作用がある。

もやし **多くの栄養素を含み、疲労回復に効果**

主成分は、ビタミンC。ビタミンB群、カルシウム、鉄、ファイバーも豊富。

ビタミンＣを始め多くの栄養素が含まれる。疲労回復に効果があるアスパラギン酸などのアミノ酸を含む。

ヒゲ根をとると有害物質が減ります。

えだまめ

たんぱく質だけでなく糖質（オリゴ糖）や脂肪（リノール酸）が豊富。

リノール酸は動脈硬化を予防し、オリゴ糖は善玉菌のビフィズス菌を腸で繁殖、カルシウムの吸収を促進。血行を良くするビタミンＥを含み、肝臓を助けるので、お酒のつまみにぴったり。

オクラ

主成分は、糖質、ビタミンＢ群、Ｃ、Ｅ。カロテン、カリウム、カルシウム、マグネシウム、葉酸など。

ビタミンやミネラルがピーマン以上。ねばねば成分が細胞や胃の粘膜を保護し、食欲を高める。ペクチンは血圧を安定させ、血中コレステロールを減らす。ビタミンＡを摂るには油といっしょに。

にがうり（ゴーヤ） **ビタミンＣ、カロテン豊富、苦み成分モモルデシンが血糖値を下げ、肝臓の働きを活発にする**

主成分は、ビタミンＣがトマトの５倍と非常に多い。カロテン、カリウムなどミネラルも豊富。

ビタミンＣが熱に壊れにくく、カロテンも豊富。苦みのもとモモルデシンは胃を刺激して食欲を高め、血糖値を下げ、肝臓の働きを活発にする。

ズッキーニ **カロテンやビタミンC、亜鉛の作用で風邪予防**

主成分は、カロテン、ビタミンCが豊富。ビタミンBや亜鉛、ファイバーも多い。

カロテンやビタミンC、亜鉛の作用で風邪の予防、血行の改善、むくみを取る。肌荒れを防ぐ。カリウムと葉酸を豊富に含むので高血圧におすすめ。

油で炒めて調整すると吸収率アップ。

セロリ **香り成分に精神安定作用があり、不眠症に効く**

主成分は、カロテン、ミネラルのほかビタミンB_1、B_2、C、Eを含み、ファイバー豊富。

香り成分はセダノリッドやアイピン、ゼネリンなど精神安定作用があり、不眠症に効く。ビタミンAとカリウムが豊富で動脈硬化や高血圧を予防する効果。

茎の下の部分は取り除くといい。葉部分は油で調理するとカロテンの吸収力がアップする。

モロヘイヤ **カロテンを最も多く含みビタミン豊富**

主成分は、野菜のなかでも最も多くのカロテンを含む。ビタミン類も豊富。カルシウムはほうれんそうの8倍。カロテンは2.5倍、ビタミンB_2も2倍。

整腸作用があり、肝臓を守り、血糖を下げる。動脈硬化やがん、貧血、便秘を予防。シュウ酸が多い。

くうしんさい(空心菜) **鉄などミネラルも豊富。夏バテに効果的**

主成分は、カロテンやビタミンB、C、鉄などミネラルが豊富。たんぱく質も含む。

鉄分はほうれんそうの2倍、カルシウムは4倍、ビタミンAは5倍。夏バテに効果的。アルカリ食品なので腸の酸性度を抑え、がんの発生を防ぐ。塩と油でゆがくと農薬などが抜ける。

つるむらさき **カリウム、カルシウム、マグネシウムが特に豊富**

主成分は、カロテン、ビタミンB_2、C、E、K、カリウム、カルシウム、マグネシウム、鉄、ファイバーが豊富。

カリウム、カルシウム、マグネシウムが骨を丈夫にする。ビタミン類やファイバー、ぬめり成分は免疫力を高めがんを防ぎます。

みょうが **血の巡りをよくするので、冷え症に効果**

主成分は、カルシウム、カリウム、ビタミンB_1、アルファピネンなど。

アルファピネンは血の巡りをよくするので、冷え症に効果あり。発汗を促進する。生理不順に効果。

しょうが **殺菌や解熱、抗酸化作用があり、炎症を抑える**

主成分は、ジンゲロンが辛味、シネオールが香り成分。カリウムやマグネシウムを含む。

殺菌や解熱、発汗、抗酸化作用があり、炎症を抑える。

香りや辛味の成分は胃を刺激して消化液を分泌させ、腸を整える。

にんにく **疲労回復、血行改善、免疫力向上、抗がん作用がある**

ビタミンB_1、リン、カリウム、アリシン、スコルニジンなど。糖質、たんぱく質を含む。

アリシンは細菌やウイルスを退治し、胃液の分泌をよくして消化を助ける。ビタミンB_1と結合して体に吸収されやすいアリチアミンとなり疲労回復を高める。またスコルニジンは毛細血管に作用して血行を改善し、新陳代謝をよくする。その結果、殺菌、消化促進、強壮、脂肪分解、抗がん、強心剤、免疫力向上などの効果を発揮する。

とうがらし **カプサイシンが脂肪を分解、メタボリック症候群対策に**

カロテンやビタミンCを多く含む。カリウムやビタミンB_6、カプサイシンも。

カプサイシンが脂肪を分解するのは、脳の中枢神経を刺激するから、胃液やダ液の分泌を促し、食欲を高め、たんぱく質の消化や吸収を促してくれる。メタボリック症候群対策に効果的、LDLコレステロールを減らす。

しそ **アルファリノレン酸が血圧の上昇や血栓の発生を予防**

カロテン、ビタミンB_1、B_2、C、カルシウム、カリウム、アルファリノレン酸。

アルファリノレン酸が血圧の上昇や血栓の発生を予防。

鉄分が多く、ビタミンＣがその吸収を助け貧血の予防。かぜ予防、精神安定、抗酸化作用によるがん予防。防腐作用。

《秋》

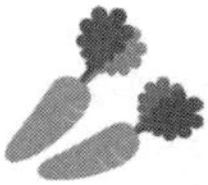

にんじん　カロテンが活性酸素を除去し、免疫力を高める。ビタミンＡは油で調理するのが効果的

カロテン、ビタミンＡ、B_1、Ｃ、カリウム、鉄、カルシウム、ファイバー、アスパラギン酸。

にんじんに含まれるカロテンは活性酸素を除去し、免疫力を高め、皮膚や粘膜を保護、ビタミンやミネラル、カルシウムなどが豊富。動脈硬化、心臓病、がんなどを予防。疲れ目に効果。

ビタミンＡは油で調理するのが効果的。カロテンも70％吸収される。油を使わないと吸収率はよくない。

にんじんにはビタミンＣ酸化酵素（アスコルビナーゼ）が含まれている。ジュースやもみじおろしにはビタミンＣを追加すること。

じゃがいも　免疫力を高めるビタミンＣが豊富。カリウムは血圧上昇を防ぐ

でんぷん、ビタミンＣ、B_1、B_6、カリウム、ナイアシン、アスパラギン酸、リンなど。

免疫力を高めるビタミンＣが豊富、加熱にも強い。ビタミンB_1やカリウムも豊富。カリウムはナトリウムの排出を促し、血圧上昇を防ぐ。カリウムの王様、高血圧の予防には欠かせない。利尿剤を使用している人には必要な栄養素。

ビタミンB_1が疲労蓄積や肩こりを改善し、食欲不振、注意力低下を防ぐ。

かぼちゃ カロテンの抗酸化作用をビタミンCとEがさらに高める。免疫力アップ、がん予防

糖質、カロテン、ビタミンA、B_1、B_6、C、E、カリウム、亜鉛、銅、鉄、ファイバー。

カロテンの抗酸化作用をビタミンCとEがさらに高めてくれる。免疫力をアップし、がんを予防し動脈硬化や疲れ目も防ぐ。ビタミンEは血行改善。

さつまいも ビタミンC、カリウムが多いアルカリ性食品。ファイバーが便秘、大腸がん、老化を防ぐ

でんぷん、カロテン、ファイバー、ビタミンB_1、B_2、C、カリウム、カルシウム、リン、鉄など。

ビタミンCがみかんと同じくらい含まれており、壊れにくいのが特徴。カリウムも多いアルカリ性食品。ファイバーが便秘、大腸がんや体の老化を防ぎ、コレステロールを減らす。

さといも ぬめり成分ガラクタンは脳細胞を刺激し、動脈硬化を防ぐ

でんぷん、ビタミンB、C、カリウム、銅やガラクタンなどを多く含む。ビタミンBはデンプンをエネルギーに変える。B_2は脂肪の燃焼を助ける。

ぬめりはタンパク質とガラクタンからできている。ガラクタンは脳細胞を刺激し、新陳代謝と免疫力を高め動脈硬化を防ぐ。カリウムが多く高血圧を抑える。

ごぼう　ファイバーが豊富で、糖尿病予防、ダイエットフードに。ポリフェノールの抗酸化作用、リグニンの抗菌作用でがん予防

ファイバーが豊富。

ごぼうはファイバー（セルロース・リグニン）が豊富で整腸作用があり、新陳代謝を促進。ごぼうに含まれるイヌリンは体内でブドウ糖に変わらないので糖尿病の人や予防に最適。ダイエットフードとして優秀。コレステロールや水銀を排泄。

皮にポリフェノールが多く含まれていて、抗酸化作用がある。リグニンの抗菌作用が、がんの細胞自体の発生を予防。

チンゲンサイ　ビタミンE、C、カロテンが豊富なため強い抗酸化作用がある

カルシウムやビタミンA、C、Eやカロテンが豊富。

そのため、強い抗酸化作用がある。油との相性は抜群で吸収力がアップ。

カルシウムや鉄などミネラルも豊富。

肉、魚と摂ることでカロテンやカルシウムの吸収力アップ。

かぶ　メタボ予防に

葉にカロテンやビタミンCが多く含まれる。メタボ予防にいい。

捨てるところがない野菜。葉を油で炒めることでビタミン類の吸収率アップ。

しいたけ **血中コレステロールを減らす。動脈硬化や高血圧に効果。ファイバーは肥満、大腸がんの予防**

ビタミンB群が多く、陽に当たるとビタミンDに変わるエルゴステロールも豊富。抗がん作用がある。

エルゴステロールがビタミンDに変化し、カルシウムの吸収を助ける。血中コレステロールを減らすエリタデニンも含んでいる。エリタデニンはコレステロールの沈着を防ぎ、血圧を下げる効果があり、動脈硬化や高血圧症の効果がある。

ファイバーが豊富で肥満、便秘、大腸がんの予防も。

えのきだけ **しいたけ以上のミネラルを含む。抗がん作用があるレンチナンを含む**

ビタミンB_1、B_2、カリウム、マグネシウム。しいたけ以上のミネラルを含む。

ビタミンB_2は、脂質の分解を助け新陳代謝を促進。抗がん作用があるレンチナンを多く含む。ファイバー豊富。

しめじ **ビタミンB_2は脂質の代謝促進。ダイエットにも**

ビタミンB_1、B_2、B_6、カリウム、ファイバーが豊富。アミノ酸もたっぷり。ビタミンB_1が特に多く、しいたけの1.5倍。B_1はお酒を飲む人に欠かせないビタミン。アルコールを分解し、肝臓に負担をかける有害物質を代謝。糖質を体内で燃焼させてエネルギーにする。

しめじに多く含まれるビタミンB_2は脂質の代謝促進効果があり、ダイエットにも最適。

まいたけ **グルカンというファイバーが高血圧予防、がん細胞増殖を抑える**

シイタケの1.5倍のビタミンB_1。ビタミンB_2、豊富なミネラルを含む。亜鉛が豊富。

まいたけに含まれるグルカンというファイバーは、高血圧予防のほか、がん細胞の増殖を抑えてくれる。

水溶性グルカンは、水にひたさないようにする。

なめこ **ぬめりがたんぱく質の分解を早め、消化・吸収を助ける。肝機能を促進**

カルシウム、鉄、銅、マグネシウムなどのミネラルが豊富。

なめこ特有のぬめり成分はファイバーの一種。このぬめりがたんぱく質の分解を早める働きをするため、消化・吸収を助け、胃の粘膜を保護。肝機能を促進する。

エリンギ **ファイバー、腸内善玉菌を増やすオリゴ糖が豊富**

血圧を下げる効果のあるカリウムとマグネシウム、ビタミンＢ群が含まれる。

ファイバーが豊富なきのこ類でも、エリンギは特に多い。腸内善玉菌を増やすオリゴ糖が豊富。整腸作用や便秘改善。

ゴマ **セサミンが脂質代謝を促し、肝臓の働きを助ける。リノール酸、オレイン酸**

コレステロールを下げる不飽和脂肪酸が多い脂質。老化を防ぐビタミンＥも豊富。カルシウムも豊富。

ゴマに含まれるセサミンは脂質代謝を促し、肝臓の働きを助け、二日酔を防ぐ。セサモリンは強い抗酸化作用をもつ。ゴマナリンは老化を促進する活性酸素を退治。

《冬》 

だいこん 辛味成分にはがん予防効果

根の部分には消化を促進する酵素が多く、葉はビタミンCが豊富。

すりおろすと辛くなるだいこん。空気に触れることにより、シニグリンとミロシナーゼという成分が結合し、アリルイソチオシアネートという辛味成分が生じるため。この成分にはがん予防効果があります。

だいこんおろしのビタミンC残存量は、おろした直後を100％とすると、五分後に90％、10分後に85％となる。

はくさい カリウムが多く利尿・血圧を下げる効果。糖質が少ないのでダイエットに最適

主成分の大部分は水です。ビタミンCや利尿作用のあるカリウムを含む。

カリウムが多いのが特徴。塩分を体外に排出する利尿効果や血圧を下げる効果。ファイバーが多く、糖質が少ないのでダイエットに最適。

ねぎ 老廃物を排出して疲労回復に役立つ

白い部分はビタミンCが、緑の部分はカロテンやカリウム、カルシウムが豊富。

ねぎ特有の刺激臭はアリシンです。老廃物を排出して、疲労回復に役立つ。解熱や消炎効果あり。かぜ予防も。
においが嫌な人は加熱で。

ほうれんそう **造血作用があり貧血に効果**
鉄分が豊富なほか、鉄分の吸収を高めるビタミンＣやカロテン、葉酸も豊富。
造血作用があり貧血に効果。カルシウムと同時に食べないこと。

こまつな **ビタミンＫ、Ｃ、カロテンも豊富**
カルシウム、ビタミンＫが豊富。
ビタミンＣ、カロテンも豊富。骨粗鬆症の人はジャコとこまつ菜炒めを！

ブロッコリー **1/3個で１日あたりのビタミンＣを補給**
レモンの２倍のビタミンＣやカロテン、カリウム、鉄など多くを含む。
ブロッコリー3分の１個で成人の１日あたりのビタミンＣを補給。がんの予防効果あり。
ブロッコリースプラウトは生で。

カリフラワー **免疫機能を高める。ガンの増殖を抑える**
たっぷりのビタミンＣを含む。熱に強い。
イソチオシアネートという成分が、免疫機能を高める。がんの増殖を抑える。

にら **殺菌作用や消化酵素の分泌を促す**
におい成分は消化酵素の分泌を促す硫化アリルを含む。

硫化アリルは殺菌作用や消化酵素の分泌を促す。ビタミンB_2、カルシウム、カリウムも豊富。スタミナ増強。

しゅんぎく **咳止め・胃もたれ解消。がん予防**

ビタミン類が豊富。カロテンも多い。

におい成分のαピネンやベリルアルデヒドが含まれ、咳止めや胃もたれの解消効果。豊富な栄養素によってがん予防。

みずな **動脈硬化、消化器の粘膜機能を正常にする**

ビタミンC、カロテンが豊富。

体内でビタミンAにかわるカロテンは動脈硬化や、目や消化器などの粘膜機能を正常に保つ。豊富なミネラル類やファイバーで美肌効果。

れんこん **強い抗酸化作用**

糖質が多く高カロリー。ビタミンCも豊富。

茶色く変色する原因になるタンニンは、ポリフェノールの成分で、抗酸化作用が強い。

やまいも **消化が早められ胃腸を守る**

主成分はデンプン。粘り成分の中には、マンナンと糖たんぱく質。

デンプン分解酵素のアミラーゼが豊富なので消化が早められ、胃腸を守る。

わさび **がん抑制効果**

強い殺菌作用を持つ辛み成分のアリルイソチオシアネートのほか、ビタミンCを含むがん抑制効果。

果物

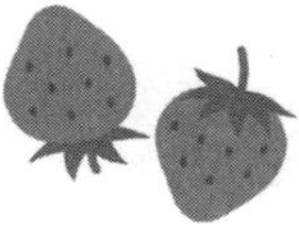

いちご

ビタミンＣがたっぷり含まれています。風邪やインフルエンザに対抗するビタミンＣの宝庫。

流水でこすり洗いを。

バナナ

消化のよいデンプン、食物繊維が豊富。ジャガイモに匹敵するほどエネルギーの高い果物。

食べてすぐにエネルギーに変わり、長く持続する。

パイナップル

ビタミンB_1、ビタミンＣ、銅。肉類の消化を助ける酵素を含む。クエン酸は疲労物質・乳酸を効率的にエネルギーに変換し、疲労を軽減させる。ダイエットに効果的。

びわ

カロテンが多い。鉄、カリウムなども多い。びわの葉も生薬として用いられる。

スイカ

水分が多い。利尿効果に期待。シトルリンを豊富に含んでおり、その上水分が多いため利尿効果を発揮。体に溜まった老廃物を排出。

もも

ショ糖やブドウ糖などの糖質が豊富。カテキンなどのポリフェノールも含まれている。鮮明な紅色の成分は、抗酸化作用をもつアントシアニン。老化を防ぐ。

メロン

果糖、ブドウ糖、ショ糖などの糖質が多い。ビタミンCやカリウムが豊富。豊富な糖質は、素早く吸収されてエネルギーに変わる。

マンゴー

ビタミンCのほか、カロテン、鉄、葉酸、カリウムが豊富。体内でビタミンAに変換され、粘膜や皮膚の健康を保つ。貧血予防。

いちじく

カリウムやカルシウムが豊富。食物繊維のペクチンが豊富なので整腸作用や便秘解消。

りんご

果糖やブドウ糖、カルシウム、マグネシウム、鉄を多く含む。栄養分の多い果物。

食物繊維を多くとれば腸内善玉菌が増加。

ぶどう

主な成分は果糖やブドウ糖。ポリフェノールは生活習慣病予防。

なし

成分の 90 %は水分。食物繊維や果糖が豊富。お通じをよくするソルビトール。

柿

ビタミンCやカロテン、食物繊維が豊富。ジブオールがアルコール分解酵素の働きを助ける。

くり

ミネラル分を多く含む。熱に強いビタミンCを豊富に含む。タンニンは抗酸化作用あり。

キウイフルーツ

ビタミンＣが非常に豊富。食物繊維やミネラル分を豊富に含む。ストレス解消に効果的。

みかん（かんきつ類）

ビタミンＣが豊富。クエン酸も含む。カロテン。

ビタミンＣ、クエン酸、カロテンなどの働きによって、風邪予防、疲労回復。

みかんのβ-クリプトキサンチンが持つがん抑制効果は、カロテノイド類でトップクラス。

シークヮーサーに含まれる成分はがん予防に多様な性質を持つ。

レモン

ビタミンＣ、クエン酸、柑橘類トップクラスのビタミンＣ含有量を誇る。

がんや老化を抑制。

パパイヤ

解毒酵素が多い。

アボカド

とても栄養価が高い。食物繊維が豊富。

グレープフルーツ

ビタミンＣのほか、ビタミンB_1、カルシウム、クエン酸など。苦味成分はナリンギン。

糖類が多くないため、糖尿病の人には最適のビタミン補給。

ライム

クエン酸やカリウムを多く含む。

フラボノイドが強い抗酸化作用を示す。がんや生活習慣病の予防に効果。

ゆず

抗酸化作用をもつビタミンCやフラボノイドなどが含まれ、コレステロールを下げるとともにがんやウイルスを抑制する効果。

うめ

クエン酸やリンゴ酸などの有機酸、クエン酸が糖質代謝を促進し、胃腸の働きが活発になる。血液中の乳酸を燃焼して疲労回復。カルシウムと結合して骨を丈夫にする。

ブルーベリ

アントシアニンとポリフェノール。

アントシアニンはがん細胞のアポトーシスを誘導。

視力回復、白内障予防。

魚介類

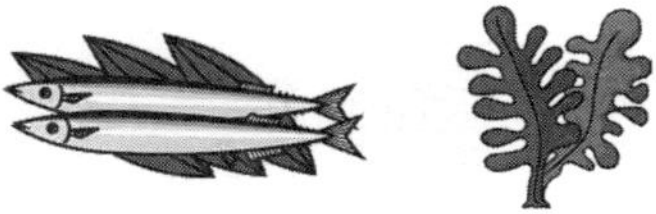

鮭、えび、かに

副作用の心配がない天然カロテノイド「アスタキサンチン」

海草類（ひじき、わかめ、昆布、海苔）

フコイダンがNK細胞を活性化

青背の魚（DHA）

乳がん、子宮頸がんに効果

ほたて貝、いか墨

細菌を殺す働き

さんま（EPA）

大腸がんの発生を防ぐ。オメガ-3系列の脂肪酸はがんを抑制。

その他

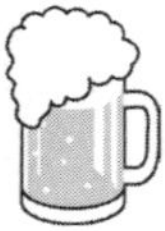

うこん

長寿をもたらし、がんを防ぐ。

ハーブ類

さわやかな香りの成分テルペン類、カロテンにがん予防。

みそ

胃がん、大腸がん、肺がんのリスクを低下。

緑茶

渋みのもとのカテキン類ががん化のあらゆる場合で効く。

大豆

大豆の胚軸にはイソフラボン、サポニン、オリゴ糖、ビタミンＥが入ってメタボリックにいい。

そば

ポリフェノールがたっぷり。

コーヒー

クロロゲンががんを抑制。

ココア

ポリフェノールを豊富に含む。

ビール

発がん抑制効果大。

赤ワイン

豊富なポリフェノールを含む。

あとがき

進化をたどれば、もともと原始的な動物は、物質環境のなかで動き回っていました。身体移動は、「動く生物」として進化・発展しました。

動物は、この運動をつづけるため、消化器、免疫、循環器、筋力、神経を発明し、これらを効果的に発達させた集積回路が、いわゆる「脳」です。

脳にとって「身体」は、ただの入れ物。脳はさらに進化し、身体を省略するというアクロバットをやってのけるようになりました。

これが、天風先生の言われた、「たとえ病というものがあっても、病気というものはない」です。

インドで修行中、天風先生は、ヨガの大哲人カリアッパ聖人から、「おまえたち文明民族には、目に見える物質だけで人生が解決できるという思い上がりがある。肝心の心というものをないがしろにしているから、心と体とは当然一つであるべきだということを忘れている。それに気がつかないから病が治らないのだ」と諭されたのです。

そして、「生きているうちは生きていけ！」と。

文明が進歩し、医学もたしかに進歩しています。しかし「脳」にとって、入れ物の「身体」をあまりにも粗雑にあつかっているのではないかと思ってしまいます。

脳の前頭前野が主導権を持ちすぎるために身体を粗雑にあつかっていると思えば、動物脳の大脳辺縁系にふり回されているのです。

脳の進化は、「身体運動や身体感覚が内面化されたことによって、高度な機能が生まれたのだ」と脳科学者は言います。

人間には、「自己治癒力」、「自然治癒力」、「潜在能力」がそなわっているのです。この力を再発見してもらうために、先人たちのすばらしい業績を示し、「源氣」にすごしてもらうために筆をとりました。

脳は、外界の情報を処理して、適切な運動を起こす「入出力変換装置」です。餌なら近寄る、敵や毒なら避けるといった、単純ですが、生きていくためには大切な反射行動を生み出している装置なのです。

こう考え、交感神経過緊張の生活を見つめなおし、活性酸素、自然界に存在しないトランス脂肪酸、放射能等々から正しく身体を守っていく「栄養学」をじょうずに使っていく手助けをしていければいいと思います。

本書をまとめるのに際し、安保先生、生田先生をはじめ、多くの先人達の文献を参考にさせていただきました。私見をはぶき、正しい栄養学をつたえたいと思います。

伊藤　豊

《出典・参考文献》

安保　徹	病気にならない人の 免疫の新常識	永岡書店
	自分ですぐできる免疫革命	大和書房
	こうすれば病気は治る	新潮文庫
井上勝六	脳で食べる 美味と滋味～おいしさの健康学	丸善
杣源一郎	「免疫ビタミン」のすごい力	ワニブックス
三石　巌	医学常識はウソだらけ	祥伝社黄金文庫
西野輔翼	がん抑制の食品事典	法研
落合　敏	食べ方ひとつで野菜はからだの毒をとる	サンガ
徳江千代子	野菜と果物を「安心」して食べる知恵	二見書房
生田　哲	病気知らずのビタミン学	PHP 新書
生田　哲	間違いだらけの健康常識	角川書店
生田　哲	家族のための「放射線を解毒する」食事	講談社
奥村　康	“健康常識”はウソだらけ	WAC
伊藤　裕	腸！ いい話	朝日新聞出版
吉川敏一	その摂り方では、心も体も老化する！	土屋書店

本書は平成二八年七月に弊社で出版した『病気にならないための新常識』を改題し、加筆して再編集したものです。

医者が教える
最強の栄養学

著　者　伊藤　豊
発行者　真船美保子
発行所　KK ロングセラーズ
東京都新宿区高田馬場2-1-2　〒169-0075
電話（03）3204-5161（代）　振替　00120-7-145737
http://www.kklong.co.jp

印　刷　大日本印刷（株）　　製　本　（株）難波製本

落丁・乱丁はお取り替えいたします。※定価と発行日はカバーに表示してあります。

ISBN978-4-8454-5042-8　C2247　Printed In Japan 2017